朝日新書
Asahi Shinsho 359

すりへらない心をつくる
シンプルな習慣

心屋仁之助

朝日新聞出版

はじめに

こんにちは。心理カウンセラーの心屋仁之助《こころやじんのすけ》と申します。

この本を手にとっていただき、ありがとうございます。

僕は、現在、京都を中心として、カウンセリングや心理学のセミナーを行っています。

そんななかで、最近よく感じるのが、心がすりへってしまっている人が多いな、ということ。そして、自分の心をすりへらしながら働いているうちに、気づいたら、ぺしゃんこ、になってしまう人が多いように思うのです。

心がすりへってしまっているとき、弱っているときに浮かぶ言葉はなんでしょうか。

それは、「のに」です。

「がんばった、のに評価してもらえない」
「これだけやった、のに喜んでもらえない」
「私はちゃんとしてる、のにちゃんとしてない人がラクしてる」
「我慢してる、のにわかってもらえない」

「のに」という言葉を吐き出しながら、「むなしい」「満たされない」と感じているのです。そう感じながら働いていれば、心がすりへってしまうのも当然です。

とはいえ、かくいう僕自身も、かつてはそのような働き方をしていた1人でした。実は、僕は、大手の運送会社で20年近いサラリーマン生活ののちに、40代になってから心理カウンセラーとして独立したという、脱サラ心理カウンセラーなのです。

サラリーマンをしていたころの僕は、1人で仕事を背負いこんで、それこそ身を削って働いていました。人間関係に悩んだり、数字に振り回されたり、がんばりすぎて疲れてしまったり。だから、心をすりへらしながら働いている人の気持ちは、よくわかります。

思うに「心がすりへりやすい人」は、他人を優先させるあまり、自分を犠牲にしてしまいがちです。誰かのため、まわりのために「やらなきゃ」と身を削ってしまう人です。気をつかいすぎて自分の神経をすりへらしてしまう人でもあります。

つまり、「心がすりへりやすい人」は、心の優しい人、がんばり屋さんなのだと思います。

でも、だからといって、自分が疲れ果てて、立てなくなってしまってはもったいない。そう、思うのです。

サラリーマンを表現する言葉の1つに「組織の歯車」という言葉があります。

歯車は、たくさん使うほどに、すりへっていきます。すりへってくると、噛みあわせが悪くなり、うまくいかなくなります。やがて、歯車は事故を起こしやすくなります。使いものにならなくなってしまいます。

人間の心も同じようなところがあるのかもしれませんね。

だから、いつの間にか、すりへってしまう前に、気づいたら、ぺしゃんこになる前に、休んで歯車をメンテナンスする必要があるのです。

「すりへらない心」を手に入れると、毎日が気持ちよく回りだします。仕事がスムーズに運ぶようになります。まわりと協同して働くことが楽しくなります。

「すりへらない心」をつくるのは難しくありません。シンプルです。ただ、ちょっとしたコツがあります。

そして、**「自分の心はすりへるんだ」と気づく必要があります。**

毎日の中ですりへらない仕組み、すりへったら満たしていく丁寧な作業が必要です。

それらを、本書でお伝えできればと思っています。

現代のビジネスマンは、利益を求められ、少ない人数でたくさんの仕事をこなしています。複雑な人間関係に気をつかいながら、あふれるほどの情報の海の中で、「早く早く」とせきたてられるように働いています。そんな働き方をしていたら、心がすりへってしまうのもしかたがありません。

だから、僕は、こんな世の中で、がんばりすぎて疲れてしまっている人に、心をすりへらして、きしんで、つぶれてしまいそうな人に向けて、書きました。

がんばり屋で優しくって気をつかいすぎるから、ついつい自分の身を削って働いてしまう――そんなあなたへ。

がんばるけど、気もつかうけど、自分を犠牲にせず、ラクに楽しく働くことはできます。

本書が、「すりへらない心」を手に入れて、そんな働き方ができるきっかけになれば、幸いです。

心屋 仁之助

2012年 6月

すりへらない心をつくるシンプルな習慣　目次

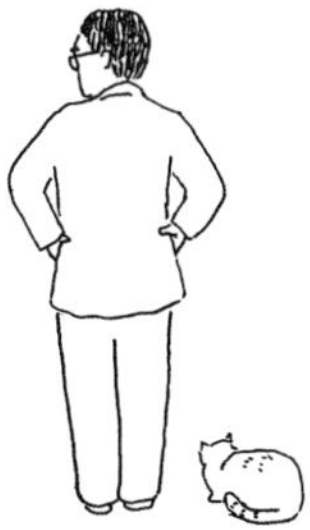

はじめに　3

1章　なぜ、心がすりへってしまうのか？

「やりたいこと」や「好きなこと」がわからなくなってないか　21
その仕事がなかったら、本当は何がしたいのかを考える　24
やりたいことをあきらめてしまった自分と向き合う　27
「常識」や「正しい」に振り回されない　29

2章 職場の人間関係に少し疲れたときは

勘違いや思い込みで人間関係を悪くしていないか 35
「すねてしまった自分」の本心に気づく 37
「過去」の記憶で「今」の感情を決めつけない 40
保身や不安から、空気を読むのをやめる 42
「損してもいい」と思って行動してみる 44
「失敗しても、笑われても大丈夫」を積み重ねる 47
「聞き上手」になるより、「弱さを表に出す」 50
ネガティブな言葉をちゃんと使う 52
悪い感情を飲み込むクセをやめる 55

悪い感情は、「ぶつける」のではなく「ただ、出す」 58
「ものわかりがいい人」になって逃げていないか 61
「よかれと思って」の思いを受け取らない自由もある 63

3章 嫌いな人、苦手な人がいる場合

「問題」と思うから「問題」になる 69
イライラするのは、自分の価値観に合わないいだけ 71
「正しい」と思っている価値観を疑ってみる 74
まずは、1つでいいから価値観を変えてみる 76
動かない岩を動かすのをやめる 78
相手を変えようとしないと、相手は変わりだす 80

「べき」より「したいからする」の基準でいく 82
「褒める」のは自分の価値観に合っているから 84
褒め下手な人は、価値観のハードルが高い 86
「どうしても嫌いな人」からは目をそらす 88
すべての人に気に入られようとしない 91

4章 自分の性格がほとほとイヤになったとき

「やっぱり」で、悪い思い込みを強化しない 97
「なりたくない性格」より「なりたい性格」を考える 100
イヤな性格も、他人から見たらいい性格 102
性格は、パズルのピースだと考える 105

イヤな性格は、実は、あなたを守ってくれていた 107
自分のイヤな性格を否定しない 109
「不要な心のプログラム」がなぜ入っているのか 111
イヤな出来事のあとに「おかげで」をくっつけてみる 115
「自分が悪い」の勘違いから抜けだす 118
自分で思う「らしさ」に注意する 121

5章 何もかもうまくいかない状態の処方箋

自分を粗末に扱うと、まわりも自分を粗末に扱う 127
心が悪酔いしたら、さすってもらう、吐く 130
「大丈夫」で心に壁をつくらない 133

「知ってる病」に注意する 136
「知ったこっちゃない」で開き直る 138
「息」を大切にすることは、「自らの心」を大切にすること 140

6章 たった一言でも、すりへった心は満たされる

「そうなんだ」で人を受け止める、許す 145
自分を許せないときは、自分にも「そうなんだ」をあげる 149
批判や非難には、「ほう、そうか」でかわす 151
「やってもいい」で「してはいけない」の呪縛をとく 154
「ま、いっか」で執着を終着させる 157
とりあえず「今は今で幸せ」と思ってみる 160

7章 心をすりへらさないで生きるために大切なこと

「正解」にこだわらない 167
否定も肯定もしなくていい。ただ、認める 170
「できたこと」を数えてみる 173
「これ、やろう」でやってみる 175
自分が太陽になれば世界が光って見える 178
「自信」なんてなくていい 181
すりへらないために大切なたった1つのこと 183

おわりに

本文イラスト　なかむらるみ
本文デザイン　フロッグキングスタジオ

1章

なぜ、心が
すりへってしまうのか？

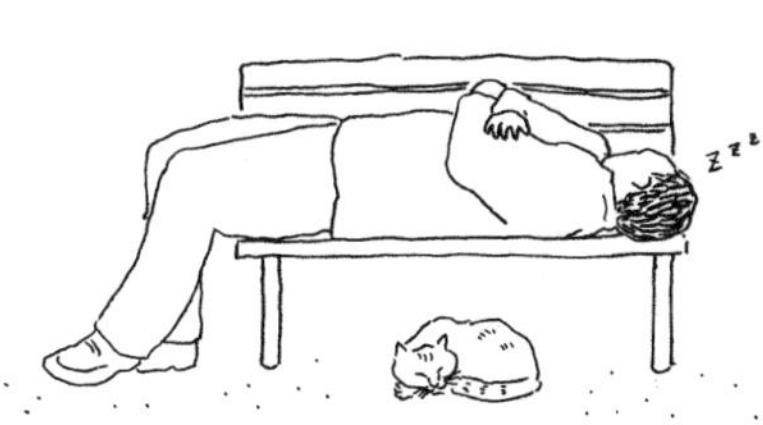

「心がすりへる」とはどういうことでしょうか。

毎日を楽しく生き生きと過ごしている人。

毎日をつらそうに心をすりへらしながら過ごしている人。

同じ状況だとしても、同じ職場にいたとしても、違いがあるのはどうしてでしょうか。

1章では、なぜ、心がすりへっていくのか、についてお話ししていくことにしましょう。

「やりたいこと」や「好きなこと」がわからなくなってないか

心理カウンセラーという仕事を始めてから、「自分のやりたいことがよくわからない」という人があまりに多いことに気がつきました。

「休日にやりたいことをやろうと思っても、何をしていいかわからない」
「好きなようにやれ、と言われても、困る」
「今の仕事が好きかどうかわからない」
「好きなものを食べたらいいのに、と言われても、どうしても食べたいというものがない」

このように、「やりたいこと」がわからない人が多いのです。

しかし、かくいう僕自身も、某大手の運送会社に勤務していた会社員時代、「やりたいこと」がわかりませんでした。無遅刻無欠勤、時にはワーカホリックのようになりながら一生懸命働いていたときは、自分のやりたいことなんて全然明確でなかったし、あまり考えてもいなかったのです。

だから、正しくは、「やりたいことを我慢して、一生懸命働いていた」んじゃなくて「本当にやりたいことがないことに気づきたくなくて、目の前の仕事に一生懸命とり組んでいた」というべきなのかもしれません。

当然、無遅刻無欠勤、まじめに仕事してきたおかげで得たものもたくさんあるのですが、「自分のしたいことを全然やってこなかったかな」とも思うわけです。

もしかしたら、それは、いつのころからか「やりたいこと」を親や周囲、学校などから抑圧され、「やらなきゃいけない」「やるべき」を教育され続けて、いつの間にかあきらめてしまった結果かもしれません。

自分の「やりたいこと」や「好きなこと」を我慢しているうちに、自分の気持ちや欲望を抑えつけるのがクセになってしまったのです。やがて、自分の心を抑えつけるのがクセになったことも忘れて、「やらなきゃ」「やるべき」に一生懸命になっていたんだと思います。

「心をすりへらしてしまう人」というのは、「やりたいこと」より「やらなきゃいけないこと」を優先してしまう人といったほうがいいかもしれません。がんばり屋さんだから、「やらなきゃいけないこと」でも一生懸命がんばってしまいます。

また、「心をすりへらしてしまう人」は、自分の「やりたい」より、他人やまわりの「やりたい」や「やるべき」を優先させる人だったりもします。

まわりや他人を優先させた結果、自分をすりへらしてしまうんです。

気づいたら、疲れ果ててしまった。

いつの間にやら、立ち上がれない。

こんな状態になる前に、「すりへらない心」をつくる習慣を手に入れて、もっとラクに自分らしい働き方を見つけてほしいと思っています。

その仕事がなかったら、本当は何がしたいのかを考える

僕は会社勤めをしていたころ、1人で多くの仕事を背負いこんで、それでも相当量の仕事をこなしている自信もありました。だから、机の上はいつも複数の仕事が並んでいました。そして「忙しいことが楽しい」という状態になっていました。

そんなある日、僕は、同僚にぼやきました。

「ダメだ、こんなに忙しいと、やりたいことができないし、あれも、これも、それも、どれもやらないといけないし、なんで自分のところにばかり仕事がくるんだ」

同僚が言いました。

「え？　もしその仕事がなかったら、ほんとはどんなことがしたいの？」

僕は、固まりました。

そうです。忙しいことに忙しくて、自分のやりたいことを見失っていたのです。

そのときになって、初めて僕は気づいたのです。

「僕は、何がしたかったのだろう」

「僕は、どこへ行きたかったのだろう」

って。

会社員時代の僕は、他人や上司の期待に応えようと走ってきました。

重い荷物を、他人の分まで山ほど背負って走りました。

必死で走ってると、「すごいね」「がんばってるね」って言われました。「じゃあ、次はこれね」って言われました。

また背負って走りました。他人の分も背負って走ると、とても喜ばれました。そして、私も喜ばれてうれしかった。人の役に立てる自分が誇らしかった。

「じゃあ、これも担ぎましょうか?」ってサービス満点です。

まわりの人は、ゆっくり腰かけて応援してくれます。一生懸命手を叩いて応援してくれます。

必死で、走りました。立ち止まると、怒られたり「ホントはもっと力があるはずだ」

と応援してくれる。「やれば、できる」って。

でも、ある日気づいたんです。

「なんで、僕は、走っているんだろう」

って。

そんなことに気づかせてくれたのが、先ほどの同僚の言葉でした。僕は「やりたいこと」がないまま、まわりの人のため、他人のために走り続けていたのです。「やりたいこと」より「やらなきゃいけないこと」に忙殺されて、僕の心はいつの間にやら、すりへっていたのです。

もし、疲れたなと思ってたら、行き急いでるなと感じたら、歯車の一部になってしまったような気持ちになったら、

「本当はどんなことがしたいの？」

そんな言葉を自分に問うてみてください。

自分の中の「やりたい」「好き」という気持ち、これをもっと大事にしてほしいのです。でも、実は怖い質問ですよね。

やりたいことをあきらめてしまった自分と向き合う

今の仕事が苦しいときに「天職」という言葉は、魅力的に響きます。「天職」に就けると、さぞかし幸せなんだろうと思うことでしょう。だって好きなこと、やりたいことを仕事にしているのですから。

でも実は、天職を「探している」人は、一生天職には出会えません。これは、意地悪な話でもなんでもなくて、人は「勝手にあきらめる」からです。「無理そうだ」と思ったら「そもそもやりたくないんだ」「むしろ嫌い」というように、自分の「好き」「やりたい」という気持ちを曲げて、はじめから好きではなかったかのように勝手にあきらめるのです。

たとえば、「お肉が好きで、すごく食べたい」人がいるとします。でも、「本当は『お肉』が食べたいのに、お肉は高くて手が出ない。じゃあ……中華・和食・イタリアン・

インド料理かな……」と「本当は好きではない選択肢」の中から選ぼうとする。

そんな人に、今さら「お肉がいいんでしょ」と言っても「全然興味ないです」と言います。「お肉なんか食べても意味ない」と言います。時には「あんなの西洋人が食べてればいいのよ」なんてことまで言いだします。

これが「天職を探している状態」です。本当に好きでないものの中から探そうとするからテンションが上がらないし、やりたくないことを続けるしかない。

本当に好きなものは探さなくていいんです。好きだから、いつも考えてる。いつも気にしてる。さっきの「お肉を食べたいけどあきらめた」という人も、街に出てはお肉の看板が気になる。ずっとずっと気にしてる。でも、あきらめてる。

こういう人が「天職」を見つけるためには「ちゃんと自分と向かい合うこと」「できそうもないとあきらめた自分をちゃんと見つめること」が必要なのです。

そして、**「本当にやりたいこと」**は、すでに無理だと思っていること、あきらめたことの中にあったりするんです。そこを探してみてはどうでしょう。

「常識」や「正しい」に振り回されない

前日、飲みすぎた日なんかは、なかなか起きられません。「でも、起きなきゃなぁ」なんて思っている朝に、僕はふと思いました。

「朝、眠いのに、無理やり起きてくるのは人間だけだなぁ」って。猫も、犬も、鳥も、馬や牛も……みんな起きたいときに起きてます。もちろん目覚まし時計なんて、かけてません。

でも、人間は、起きたくなくても、起きないといけません。しかも、朝ごはんまで強制されたりします。「今日はごはん食べたくない」と言っても「ダメよ、しっかり食べないと」なんて言われながら。おなかが空いてなくても、時間になるとごはんを食べるのも人間だけです。他の生き物は「おなかが空いたらごはんを食べる」のに。

そんな習慣を続けていくうちに「朝ごはんは食べなければ」「朝ごはんを食べるほうが正しい」などと思いはじめます。

他のことも同様です。

「こんなふうに生きるべきだ」「こんなふうにしないと生きていけない」「こんなふうに生きるのが正しい」……朝ごはんや、起床時間にかぎらず、さまざまなことで、こう思いはじめます。

私も会社員時代、朝早く起きて会社に「定時」に行っていました。で、早くに会社に着いて、朝ごはん食べたり、爪を切ったり、コーヒー飲んだり、メール眺めたり、雑談したり……って仕事してないですよね。

でも、定時を過ぎると「遅刻」なんて言われて、ペナルティがあったり……。

「つらくても我慢して仕事しなきゃ、食っていけなくなるよ」「ちゃんと生活しなきゃ社会生活になじめなくなるよ」なんて言われて。

人間以外の動物は、そんなこと考えなくてもちゃんと幸せに生きています。

したいことだけして、食っていけてる。やりたくないことは、やってない。食べたいときに食べてる。

ちなみに、うちの猫なんて、寝てるだけでかわいがられて、食べるのにも不自由してません。

「人間はそれじゃダメなんだ？」って疑問に思います。「食っていけないいんだ？　我慢しないといけないいんだ？　努力しないといけないいんだ？」って。

僕は今、仕事はしたいから、しています。仕事関連の勉強もしたいから、楽しいから、しています。朝起きる時間も起きたい時間に、起きてます。したいことがあるから、早起きすることもあります。

でも、食ってる。

「なんだ、できるやん」

今は、週に3日ほどしか働いてない。でも、食っていけてます。

「なんだ、できるやん」

意外と我慢しなくても、努力しなくても、食っていけます。幸せになれます。

これは、思ってもみなかったことです。

■1章　まとめ■

◎心がすりへりやすい人は、自分の「好きなこと」や「やりたいこと」がよくわからない人。自分より他人を優先しすぎてしまう人。

◎心がすりへりやすい人は、「やりたいこと」や「本当は好きなこと」に気づいて、どんどんやっていくことが大事。

◎「やりたいこと」が今は見つからなくても、過去の経験や今の気持ち、現状から、あきらめたものの中から探してみる。

◎「〜べき」「正しい」という意見や常識に振り回されすぎない。自分の気持ちを大事にする。

2章

職場の人間関係に少し疲れたときは

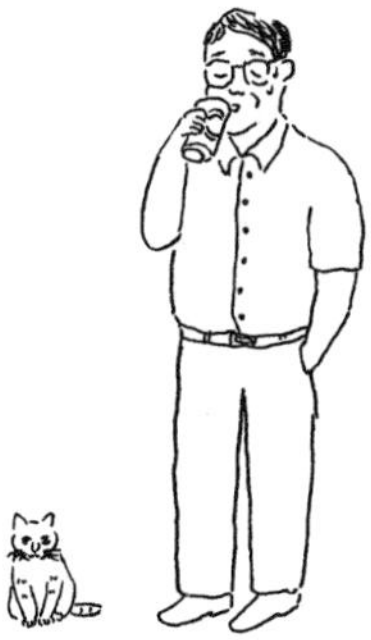

心がすりへりやすい人は、優しい人でもあります。だから、職場で空気を読んだり、人間関係がうまくいくように気をつかったり。「他人」を大事にします。「まわりにいる人」を大事にします。

でも、一番大事な「自分」を忘れてしまいがちです。「自分の気持ちを話すこと」をおろそかにしがちなのです。

そのうちに、勘違いやすれ違いで人間関係をこじらせてしまう。

そして、心をすりへらしてしまう。

もっと自分の気持ちを伝えていいのです。

本章では、まず人間関係に少し疲れたとき大切にしたいことについて、お話ししていきたいと思います。

勘違いや思い込みで人間関係を悪くしていないか

「上司にかわいがられていない」

「部下に、うっとうしがられている」

「職場のみんなに嫌われてる」

カウンセリングの現場では、このような悩みによく出会います。そういうとき、私はこうたずねてみます。

「それは、事実ですか？　本当に事実ですか？」

と。すると、「事実です！　だって……」のあとに続くのは、だいたい次のようなセリフです。

「メールを送っても返ってこないか、冷たいメール。だからかわいがられてない」

「めんどくさそうに返事をした。だから、うっとうしがられている」

でもね、これは勘違いかもしれないんです。本当は、これらの文章のあとに、全部「はず」や「気がする」という言葉がつくんです。


「メールを送っても返ってこないか、冷たいメール。だからかわいがられてないはず」

「めんどくさそうに返事をした。だから、うっとうしがられている気がする」

というように。


メール、届いてないかもしれないんです。

死ぬほど胃が痛かったのかもしれないんです。

悩みでいっぱいいっぱいになってたのかもしれないんです。

もしかしたら、あなたがいつも怖い顔をしてるからかもしれないんです。

だから、**職場の人間関係がなんだかうまくいっていないとき、「はず」や「気がする」という思い込みをはずしてみませんか。**

それだけで、だいぶ変わるはずです。だってそれ、勘違いですから。

「すねてしまった自分」の本心に気づく

前項のように「はず」という言葉で決めつけて、「あの人、私のこと避けるのよ、いつも」などと、だんだん表現が大きくなることがあります。たまたま、2度か3度、ちょっとそっけない態度になってしまっただけかもしれないのに。

けれど、**「はず」と「気がする」が、積み重なって、どんどん勘違いと思い込みが広がって、「絶対」になって距離が開いていく。**人間関係がこじれるのは、こういうのが原因だったりします。

そんなときは、たいてい、心の中に「すねてしまった自分」がいます。だから、自分の心にこう聞いてみてください。

「ねえ？　本当はどうしてほしかったの？」

って。「避けられた」「無視された」「嫌われた」と思っているあの人に、本当はどうしてほしかったのか、ということです。

声をかけてほしかったのか。心配してほしかったのか。優しくしてほしかったのか。イエスと言ってほしかったのか。

そして、**「本当は」どうしてほしかったのかがわかったら、それを素直に相手に伝えてみてはいかがでしょうか。**

「もう少し優しく話してくれるとうれしいです」

「メールを送ったら、返してもらえるとうれしいです」

というように、相手にしてほしいことを相手に伝えるのです。

え？　やっぱり、ムリ？　そうですよね、しかたないですよね。そんなにカンタンには言えないですよね。わかります。わかりました。

では、とっておきの方法をお教えしましょう。努力もいらない、カンタンで効果の高い方法です。

それは、「イメージの中で声をかける」という方法です。

1　声をかけたい相手をイメージする。

2　イメージの中で相手に、にっこりと笑いかける

3　イメージの中で相手をにっこりと笑わせる

4　イメージの中で相手にしてほしかったことを伝える（例「優しく話してくれるとうれしい」「メールを返してほしい」など）

5　終わり

いかがですか。カンタンですよね。努力も根性も勇気もいらないですよね。カンタンすぎて効果がなさそうですか……。それでも、だまされたと思ってやってみてください。

「はず」や「気がする」に縛られて人間関係をこじらせてしまったら、「すねてしまった自分」を認める。

そして、素直に「本当はどうしてほしかったのか」を伝える。

それだけで、こじれてしまった人間関係が、するするほどけていくと思います。

「過去」の記憶で「今」の感情を決めつけない

僕たちは、自分の感情を自分でつくっています。

自分でつくっているというのは、どういうことでしょうか。

僕たちは、目の前の出来事を見たら、まず何をするかというと、自分の中にある「記憶のデータベース」に照らし合わせます。そして、照らし合わせた中に「つらい」「苦しい」「悲しい」「恥ずかしい」というワードが引っかかれば、目の前の出来事を同じように受け止めて感情をつくります。

たとえば、Aさんが「会議でBさんに反対意見を言われて、腹が立った」とします。

こういう場合、Aさんは「Bさんに反対意見を言われた」瞬間、記憶のデータベースの中をさかのぼります。やがて子どものころにお母さんにやりたいことを反対され、ものすごく腹が立ったという経験が引っかかります。すると、「Bさんに反対意見を言われた」ことも、勝手に「腹が立つ」という感情に結びつけるのです。そして、「腹が立つ」という感情をつくる。

「Bさんに反対意見を言われた」ときに、Aさんは、お母さんに対して腹が立ったときの記憶がよみがえってきて「また反対意見を言われた！　僕は認められていない！　いつも反対される！」と腹が立つのです。Bさんにとっては、単なる反対意見でも、悪意がなくても、です。むしろ「よかれと思って」のBさんの善意からだったとしても、です。

「自分はしたいことを反対される」というAさんの古傷がさわぐのです。

だから、**目の前の出来事に反応しているというよりも、過去の感情を、再び味わっているようなものなのです。**

相手には相手の事情があったかもしれません。

あなたのことを思ってした行動かもしれません。

それなのに、過去の出来事に照らし合わせて、勝手に相手の考えを決めつけて、「否定された」と思っていませんか。

保身や不安から、空気を読むのをやめる

カウンセリングをしていると、こういう悩みをよく聞きます。

「空気をついつい読んでしまう自分がイヤ」

「人の顔色をうかがってしまって、言いたいことも言えない」

空気を読む。うーん、難しいですね。僕もけっこう空気を読むので、こういった悩みはよくわかります。

ところが、実はこれ、空気を読んでるわけではなく、空気だと思っているものを読んでいるのです。勝手に空気らしきものをつくって、それを読んでいる、ということなのです。つまり「読まなくていい空気」を読んでいるのです。

どういうことか。

読まなくていい空気とは、もっと詳しくいうと、「嫌われるかも」「怒られるかも」

「怒ってそう」という、「あなたの不安」の空気です。

「空気を読む」のは何のためかというと、実は、その多くが「思いやり」や「優しさ」からではなく、「保身」のためだったりします。「嫌われたくない」「怒られたくない」という、自分を守りたい保身。

つまり、**この場合の「空気」とは、「嫌われたくない」「怒られたくない」という「自分の不安」のことなのです。**「不安」は、そこにあるものではなく、自分の中だけにあるもの。自分が勝手につくりだしたもの。だから、「その場にはない」のです。だから、「空気らしきもの」なのです。

よって「読まないと！」とあなたが不安に思った空気は、実は、間違い。自分の妄想と思っていいのです。要するに「読む必要のない空気」なのかもしれないのです。

自分が「空気を読んでる」という自覚のある人は、そして、それで疲れてしまっている人は、その「空気」は、まったくの勘違いだと思ってみてください。

不安だから、自分を守りたいから空気を読む。あなたが読んでるつもりの空気は、勝手につくりあげてしまった空気にすぎないのです。

「損してもいい」と思って行動してみる

「嫌われたくないと思って、気をつかい、空気を読み、尽くしてきたのに、結局、嫌われる。おかしいなぁ……」

「損したくないと思って生きてきたのに、結果、損ばかり。自分ばかり損している気がする。おかしいなぁ……」

こういう状況になっている人は多いのではないでしょうか。

その場合、**「損してもいい」「嫌われてもいい」と思って行動してみてください。**

「損したくない」と思っている人ほど損するように世の中できています。

下手なギャンブラーがそのいい例です。ギャンブルは、お金持ちが勝つ、と相場が決まっています。

それは、お金持ちには、「損してもいい」「楽しもう」という姿勢があるから。「損してもいい」と思っていると、結果、得する。

お金のない人は、全力で「損したくない」と叫ぶ。すると、結果、損する。

「損してもいい」

そう思えたとき、たくさんのものが与えられるのかもしれませんね。

「与えられる」というより「まわってくる」「めぐってくる」という感じかもしれません。

これは、「お金」だけの話ではありません。人間関係も、結婚も、同じです。**「損したくない」と思っていると、損するかもしれません。「好かれたい」とばかり思っていると、「好かれない」かもしれません。**

要は、自分には愛がたくさんあるから、「愛されなくてもいい」と思っていると、結果として愛がまわってくる、めぐってくる。そういうお話です。

だから、「嫌われてもいい」「怒られてもいい」「損してもいい」そう思って、試しに行動してみてください。

「損してもいい」「嫌われてもいい」そう思って行動しているときって、腹を割って本音を言い、自分の意見や、やりたいことをやろうとしているときです。つまり「自分らしく」生きる決意をしたときです。

そんなときに、悪いことが起こるはずはないですよね。

「損してもいい」と思うとき、自分が損しているということは、誰かを得させています。つまり、「自分が損しているとき」って、逆にいえば「いいことしているとき」なのです。せっかく「いいことしている」、つまり「与えている」のに、「損した……」とイヤがっているのはもったいない。いいことしてるのに、ぼやいてたら幸せは感じられないですよね。

「損してもいい」と思っているときは、実は、誰かを喜ばせている。ためしにそう考えてるといいかもしれません。

「失敗しても、笑われても大丈夫」を積み重ねる

昔、会社員時代、僕が心を閉じていたころの話です。

心が閉じているときは、あまり自分の話をしません。たぶん、どこかで「話さない」と決めてたからかもしれませんが、話題自体が浮かばなかったのを覚えています。

で、たまに浮かんできた話題があって、誰かに話してみたとしても、話してる最中に、自分で「おもしろくないな〜」なんて思ったり。すると、また「やっぱり、話すのやーめた」と、閉じる。そのほうが、ラク。で、よく黙ってたのです。

とはいえ、仕事のときなどは、普通に、ちゃんとしゃべれるのです。逆に、どんどん話していました。興味もあるし、自信もあったからかもしれない。でも、プライベートになると、急に声が小さくなってしまう。

そんな悩みもあって、「ボイストレーニング」を受けたことがありました。

そしたら、その悩みを聞いたボイストレーナーが、こう言ったのです。「心の問題かもね」って。

そして、実際にボイストレーニングを受けてみたところ、要するに「声を出す機能」には何の問題もない、ということ。やっぱり「心の問題」でした。

つまり、自分の意見を言って、それを笑われたり、批判されたり、おもしろくないと言われたりするのが、すごく怖かったのです。だから雑談になると、「声が出せない」。

要するに、私生活に自信がない、「素の自分」や「仕事モードじゃない自分」に自信がないから「声が小さくなる」という現象が現れていたんです。

「出さない」のではなく、自信がないから「出ない」。

ボイストレーニングでは、そのことに気づかせてもらいました。でも、それがわかっても、なかなか、出せませんでした。

ところが、あることをきっかけに、その「縛り」がはずれ、出せるようになったのです。

その「あること」とは「人前で恥ずかしいことをする」という経験でした。それは、人前で自分の悩みや失敗を話したり、時には涙する、という行動でした。それを「知られてもいい」、知られた結果、「嫌われてもいい」という覚悟をする。それだけでした。

「恥ずかしがらずに、飛び込む」

「いっぱい失敗する」

「笑われてもいいや」

という勇気をもち、行動する。

それによって**「笑われても、失敗しても、恥ずかしいところを見せても大丈夫！」という経験を重ねることが大事なのかなと思います。**

すると、仕事でも雑談でも自分らしく自分の声で話すことができます。

そしたら、気分的には「なんでもかかってこんかい」「いじってみんかい」という気になりますよ。

「聞き上手」になるより、「弱さを表に出す」

コミュニケーションや会話がうまくなるためには「聞き上手」になろうとよくいわれます。でも、コミュニケーションで悩んでいる人は、もともと「聞いてばかり」の人も多いものです。だから、それ以上聞き上手になっても、自分のことがますます話せなくなって、ますます苦しくなります。

だから、僕はそういう人に、「まずは、自分の恥ずかしい部分（と、思い込んでいるもの）をさらけだしてください」と言うようにしています。

自分が、恥ずかしいと思っているものをさらけだす。自分の、「弱点」「恥部」「汚点」をさらけだす。つまり、自分の「弱さ」を出してほしいのです。

営業のセールストークでも同じではありませんか。**自社の商品の「長所ばかり」並べ立てる営業マンは、売れません。**きちんと「短所」や「弱点」を述べたほうが信用度は上がりますよね。

本当は弱いところもあるのに、強がっているから疲れます。

弱さを隠して、人と付き合おうとするから、疲れるのです。

逆に言えば、あなたは、強いだけの人と付き合いたいですか。

立派なところばかりの人と付き合いたいですか。

情けないところ、恥ずかしい過去をもった人とは付き合いたくないですか。

むしろ、そういう人だからこそ　付き合いたいと思いませんか。

短所や弱点もちゃんと話せる営業マンのほうが優秀なように、「弱さ」を表に出せる人が、本当は強いのかもしれません。

コミュニケーションの「技術」を学ぶ前に、弱さを出して「心を開く」ことが先なんです。逆に、心を開くことができたら、コミュニケーションに悩む必要なんてありません。会話術やコミュニケーション術は、全然必要ないことがわかります。

ビジネスで使おうという目的があるなら、効果はあるかもしれませんが、**コミュニケーションに悩んでいるなら、「聞き上手」になるより弱さを出してみませんか。**

ネガティブな言葉をちゃんと使う

「汚い言葉」「愚痴」「悪口」「泣き言」「文句」などの「ネガティブな言葉」を使わないように気をつけている人が多いと思います。

たしかに、「楽しい」「うれしい」「ありがとう」「ついてる」と言おう、ポジティブな言葉を言おう、といろんな本に書いてあります。もちろん、言葉自体はエネルギーですからよくない言葉を使うより、いい言葉を使うほうがいいです。僕自身も、どんなときでも「ついてる」を連呼して、ずいぶんと救われましたから。

で、ここからが大事なんですが、でも、それが「勘違い」になっている人がたくさんいるんです。

僕は今、カウンセリングやセミナーでも**「汚い言葉をちゃんと使ってください」と言っています。**それは、僕は、「心がすりへってしまう」原因は「我慢」だと思っているからです。「我慢」の意識がない人もいると思いますので「言葉を飲み込む」「言わないようにしている」「弱みを見せない」という感じかもしれません。

たとえ悪い言葉や感情であっても、「言葉」「感情」は、その人だけに湧き上がるものです。つまり「その人だけのエネルギー」です。それを「悪いから」といって、出さない、飲み込む。……ということはあなたの中に、そのマイナスのエネルギーが溜まっています。エネルギーは使わないと消えません。ずっと残っています。

で、「汚い言葉」たちを、「言わないほうがいい」「言うと気分が落ち込む」「良い言葉で心と体を満たしてあげるといい……って書いてある」と、思って我慢する。あるいは、「楽しい」「うれしい」「ありがとう」「ついてる」と無理に言い換える。

我慢して、我慢して、我慢して、溜め込んで、溜め込んで、溜め込むと……どうなるか。

「周囲の人がネガティブになる」のです。あるいは、**心の容量を超えて自分のブレーカーが落ちて、心も体も動かなくなります。**これが「うつ」のような状態なのです。

これは僕自身、「汚い言葉」「ネガティブな言葉」を我慢して、溜め込んでいたから気づいたのです。僕は、心理カウンセラーという職業を選んだので、他の人よりも「いつも笑顔で」「優しく」「許す」ということを心がけてきました。

だから、いつも笑顔でした。でも、それはウソでした。腹の中には、ちゃんと「怒り」「憎しみ」「嫉妬」「恨み」「悲しみ」なんていう、一応人間らしい感情がありました。でも、それをすべて笑顔と明るさで「隠していた」のです。やさしい「フリ」、強い「フリ」をしていたのです。

そして、僕が汚い言葉を言わなければ言わないほど、悪い感情を隠せば隠すほど、そのエネルギーを受け取った僕のまわりの人の悪い感情となって表れたんです。僕自身もつらくなったのです。よくないことが、どんどん起こったのです。

だから、感じた「言葉」「感情」は、たとえ「ネガティブなもの」であっても「ちゃんと吐き出す」「隠さない」「飲み込まない」ということを心がけてほしいのです。

さて、あなたは　汚い言葉、ちゃんと使っていますか。

悪い感情を飲み込むクセをやめる

前項でネガティブな言葉や感情を隠したり、飲み込んでいると、まわりの人に出たり、自分の心のブレーカーが落ちてしまうと言いました。しかし、もっと怖いのが、

「飲み込みすぎると、自分の思っていること、感じていることがわからなくなる」

ということです。

「いい、悪い」の判断なく、飲み込むクセがついているのです。

「かっこ悪い」「空気を壊す」「失敗しそう」「人目が気になる」「笑われる」「相手を傷つける」「怒らせるかも」という、さまざまな理由を用意して、それらの言葉や行動を「飲み込み」ます。すると飲み込まれたエネルギーは、どんどん体（心）の中に溜まっていきます。

また、そのような行動を繰り返していると、いい思いも、悪い思いもすべて飲み込む

ようになってきます。自動化していくのです。便利です。

そして、これが完全に習慣化すると、自分がどんな思いをもっているのか、何が好きか、何が悲しくて、何に腹が立ち、何が楽しいのかさえも気づかなくなります。

「自分の思い」や「自分の感情」を殺してしまっていきます。自分を押し殺し、自分を抑えていると、心はどんどんすりへっていきます。

では、どうすればいいのかというと、

「その都度、吐き出す」

「その都度、行動する」

それだけなんです。

「腹が立つ」「ムカつく」「うらやましい」「あいつのせいで」「悲しい」などの「怒り」「憎しみ」「嫉妬」「恨み」「悲しみ」の感情は、その都度、飲み込まずに、出す、言う。

僕が会社勤めしてたころの上司に、この感情を出すのがとても上手な人がいました。

とにかく、よく怒る、そして暴れる。

でも、出すだけ出したら、そのあとはもうきれいに気持ちを切り替えて、前を向いて歩き始める。そして、優しい。スカッとしている。

感じたら、すぐ、言う。

思いついたら、すぐ、動く。

一見、短気に見えるんですが、その裏にある「真剣」な思いがちゃんと伝わってくる。

だから、決して「イヤな人」なんて感じない。嫌われない。

逆に、黙って何も言わず、最後に溜めてぶつけられたら、それはもう、たまらんです。

「その都度言ってくれよ〜〜〜〜〜〜〜」と思います。

さて、どちらが人間らしく、どちらが、魅力的でしょう。

そして、その都度感情を出したら、本当に嫌われたり、うるさがられたりするんでしょうか。

一度あなたも「その都度言う」を試してみてください。

悪い感情は、「ぶつける」のではなく「ただ、出す」

悪い言葉も悪い感情もちゃんと出す。これが大事です。ただ、気をつけてほしいことが2つあります。

1つ目は、「今の感情」を出すこと。2つ目は、出すときは、相手に「ぶつける」のではなく、「ただ、出す」こと。

「私は、今、こう感じている」と言って、ただ見せる。ぶつけない。

そして、相手の反応を求めない。勝手に相手の反応を期待して、求めない。「私が決心して正直に言ったのに‼」なんて求めて、怒らない。

そして、オプションとして、穴を掘ったり、布団をかぶったりして大声で叫んでみてください。

「ばかやろ――――――‼!」

「さびしぃ――――!!!」

「くやし――!!　ぢぐじょ――――!!」

そうやって、愚痴、悪口、泣き言、文句、のエネルギーを、ちゃんと吐き出してください。

汚い思いが残って、熱をもっているところに、いくらいい言葉を降り注いでも、熱した鉄板の上に雪が積もらないように、いい言葉も全部溶けていきます。

で、ここからが大事、ね。**汚い言葉、思いを全部吐き出したあと、「でも」と付け加えて「前向きな言葉」で訂正するのです。**

「でも、おかげで、今があるよね」

「でも、いいところもあるよ、あの人」

そうやって、前を向いていけばいいんです。ちゃんと、口直しすればいいんです。前項の上司は、こんな素敵な人でした。

お願いだから腹に溜めたまま、作り笑いしないでくださいね。そのほうが怖いもんです。

ただ、ここまで書いても、こう言う人がいます。

「そんな悪い言葉ばかり使っていると、悪いことが起きそう」って。

えっとね、違います。「悪い言葉ばかり」じゃないんです。悪い言葉、汚い言葉をちゃんと使い、いい言葉もちゃんと使うってことが大事なんです。

「怒り」「憎しみ」「嫉妬」「恨み」「悲しみ」と同じように、「ふとした思いつき」「アイデア」「優しくしよう」「謝りたい」「手伝おう」「感謝したい」などのいい言葉、ポジティブな言葉もたくさん使えばいいんです。

要は、「いい言葉」も「悪い言葉」も使う。「いい感情」も「悪い感情」も出す。

それが「本当の自分」です。

「本当の自分」を生きてる人には「汚い言葉を使いたくなる出来事が減ってくる」というプレゼントがもらえるんです。

「ものわかりがいい人」になって逃げていないか

何か腹が立つことがあっても、そこに「ポジティブな意味」を見つけ出して、自分を納得させたり。何かに失敗したり、うまくいかないことがあったとしても「あぁ今は時期じゃないんだ」なんて、すぐにあきらめていませんか。

実は僕も昔、心やコミュニケーションの本を読んだりしながら、「ものわかりがいい人」「あきらめのいい人」になっていきました。本の中の新しい「考え方」「視点」自体は、とても素晴らしいものですが、そして、**自分自身納得していればいいですが、「無理に思おうとした」ところが問題だったのです。**いい子ぶっていた、カッコつけていたのかもしれません。

でも、実はちゃんといろんな感情「怒り」「悔しさ」「哀しさ」なんてのをもっていたんです。ふにゃふにゃで、へたれな自分もいた。何もできない、能力のない、勇気のない自分も、たしかにいた。勇気を出せない、ぬるま湯から出られない自分がいた。

でも、それを表に出すと「摩擦する」「傷つく」「エネルギーがいる」「バカにされる」。自分の感情や考えを表に出さないほうが「ラク」。だから、自分が言いたいことも言わなくなり、ものわかりのいい、あきらめのいい人になっていたのでしょう。

自分のことを「ものわかりがいい」「あきらめがいい」「自分の意見を言わない」って、感じてる人は「もしかしたら、何かから逃げてるだけじゃないのかな」ってちょっと自分を見つめてみてください。

摩擦することから、傷つくことから、努力することから、バカにされることから「逃げてないか」って。

逃げるために、ものわかりよくなっていないか。

逃げるために、言いたいこと、やりたいことをあきらめてしまっていないか。

逃げてないで、ちゃんとそんな自分も認めてあげてください。

「よかれと思って」の思いを受け取らない自由もある

職場でも、家庭でも「よかれと思って」の思いやりがからまわりして、人間関係がぎくしゃくしてしまうことってよくあります。

あなたも、「よかれと思って」と言葉をかけることはありませんか。

でも、人によって、「優しさ」や「気づかい」「思いやり」の基準が違います。これはごく当然のことなのですが、頭ではわかっていても心が納得しないことがあります。

せっかく、「よかれと思って」したのに、相手がそれを受け取らなかったり、自分が期待してたのと違う行動をすると、

「なんで、こんなことするの?」

「なんで、そうしないの?」

なんて不満に思ったり、傷ついたり、怒ったり。

あなたが勝手に「よかれと思って」しただけなんです。相手が、絶対それを受け取る必要はないんです。

人には、人それぞれの思いやりがあります。**自分自身、「よかれ」と思って人にやったことが受け取ってもらえないときは、自分も誰かの「よかれ」を受け取ってないときなのかもしれないと思うチャンスです。**

だから、あなたにとって誰かの気に入らない言葉やイヤな態度でも、「あんなのでも『よかれ』と思ってやっているんだ」と思ってみてもいいかもしれません。

その1つだけでも胸にとめておくと、心が少し変わります。

■2章　まとめ■

◎「かわいがられてない」「うっとうしがられている」という悩みは、たいてい思い込みか勘違いからきていることが多い。

◎「嫌われたくない」「損したくない」という保身から空気を読むのをやめて、「嫌われてもいい」「損してもいい」と開き直る。

◎コミュニケーションがうまくなるには、「聞き上手」を目指すより、まずは、自分の弱さをさらけだしてみる。

◎悪い言葉や感情を飲み込むクセをやめる。そして、いい言葉も悪い言葉もちゃんと出していく。

◎「ものわかりがいいフリ」をしない。「あきらめのいい人」にならない。

3章

嫌いな人、苦手な人がいる場合

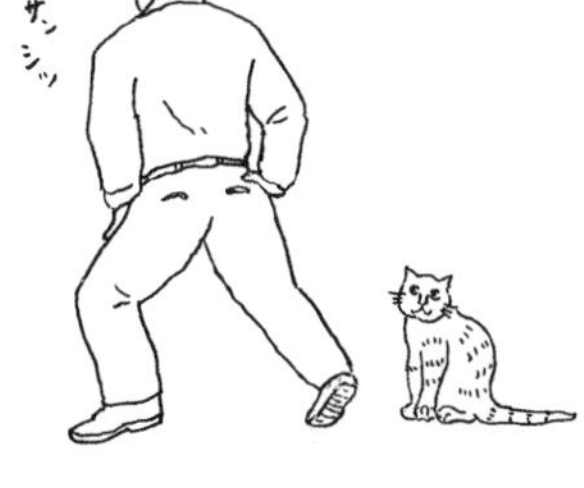

いつも自分を悩ます部下がいる。

いちいち変なことで怒って、人を振り回す上司がいる。

意味もなく自分を敵対視して、悪口を言う同僚がいる。

職場にはいろんな人が集まってきていますから、気の合う人ばかりではありません。当然ながら、気の合わない人や苦手な人、もっといえば嫌いな人がいます。

そういう人たちに対して、イライラしたり、悩んだり、怒ってしまっていませんか。

この章では、心をすりへらす原因が「他人」にあると思っている人のために書きました。

「問題」と思うから「問題」になる

生きていると、身の回りにいろんな出来事が起こります。いろんな人にも出会います。なんだかイヤだな、という人も、苦手な人も、嫌いな人もいたりします。職場に、イヤなことばかりする人、イヤなことばかり言う人がいると、それこそ悩みの種です。

とある職場でAさんが、こう言いました。

「うちの社内に問題児がいるんです。彼のせいで、まわりはみんな振り回されるんです。上司にはくだらないことで反抗するし、社内のルールは平気でやぶるし。まるで空気読まない言動ばかりなんです」

どうやら、Aさんは、「彼」のことを問題に思っているようです。

けれども、同じ職場のBさんは「彼」のことをこう言いました。

「彼は、自由に動くところはあるけれども、きちんと自分の意見をもっているし、課題点を見つけるのもうまい。伝え方はまだ少し未熟だけど、将来性を感じる」

さて、同じ「彼」のことですが、まるでとらえ方が違います。

Aさんは、「上司に反抗する」とか「社内のルールをやぶる」として「彼」を問題だと思っています。けれども、Bさんは、「上司に反抗する」ことも「社内のルールをやぶる」ことも気にしていません。「自分の意見をもっている」「課題点を見つけるのがうまい」というふうにとらえて「彼」を問題だと思っていません。

同じ「彼」のことなのに、人によって問題になったり、ならなかったりするのです。だから、それを見て「問題だ」「解決しないと」と思った瞬間から、実はその「問題」は、その人の問題ではなく「問題だと感じた人の問題」になっていくのです。

つまり、自分自身のモノサシで測り始めたことになるからなのです。

あなたに「嫌いな人」や「苦手な人」などの「問題があると思う人」がいる場合、実は、あなたの中に問題の種があるのです。

イライラするのは、自分の価値観に合わないだけ

「問題だ」と思った瞬間から、実はその「問題」は、他人の問題ではなく「問題だと感じた人の問題」になっていくと言いました。

「問題だ」と感じる人と「問題ではない」と感じる人がいるからです。

では、なぜ「問題だ」と感じるのでしょう。

僕のセミナーにきて、「職場に嫌いな先輩がいるんです」と悩みを打ち明けてくれた女性がいました。「その先輩が問題だ」というわけです。

「先輩は、全然仕事しなくて、後輩である私たちに仕事を押しつけるんです。忙しい時期でも、好きな仕事はするけど、それ以外は、いつも私たち。だから、先輩の言動にイライラします」

たしかに、そういう人、職場にいたりしますよね。

でもね、これ、**彼女がイライラするのは、彼女と先輩の価値観が合っていないだけなんです。**

彼女には、「私は、こんなにイヤな仕事も、大量の仕事も我慢しているのに!!」という意識があります。「イヤな仕事も大量の仕事も我慢すべき」という価値観が彼女にはあるのです。なのに先輩は、イヤな仕事も大量の仕事も我慢せずにいる。だから、「イライラする」「腹が立つ」ってなるんです。

よく「公務員ってズルイ」と言われているのと、同じような理屈です。身近にイヤな公務員がいるわけじゃないのに、危害を加えられているわけではないのに、なぜか公務員に腹が立つ。

それは、「公務員は、ラクな仕事をして給料をもらっている」という思いがあるからです。本当の大変さなんて知らないのに。そして、「自分は、大変な思いをしながら仕事しているのに、給料は少ない」だったりするからです。「仕事は大変なもの。ラクして給料をもらうのはよくない」という価値観が強い人ほど、腹が立ったりします。

結局、自分の価値観に合わない人にイライラしたり、腹が立ってしまうんです。

時間をきっちり守る人は、時間にルーズな人にイライラする。

上司の言うことを聞く人は、上司に逆らう人にムカムカする。

積極的に仕事に取り組む人は、仕事は適当にして家に早く帰る人に腹が立つ。

もし、職場や身の回りに、「嫌いな人」「イライラする人」がいる場合、「私の価値観とこの人の価値観はどこが違うんだろう」と考えてみてください。「価値観がどう違うから、不満なんだろう」って。

その答えが、あなたが強固にもっている価値観だったりします。

私は、我慢してイヤな仕事もしているのに、あの人は好きな仕事しかしない。

イヤな仕事も我慢してすべき。

我慢せずに好きな仕事ばかりして、平気でいられるのはズルイ。

きっとそういうことなんだろうと思います。

「あ――――‼　うらやましい」なんですよ、実は。

「正しい」と思っている価値観を疑ってみる

「『問題』は、その出来事を『問題だ』と思う人の中にある」と述べました。人は、目の前の出来事や人を、自分の価値観に照らし合わせて、合わないものを「問題だ」として裁いていたりします。

では、どうして前項の女性のように「問題だ」と思う価値観ができるのでしょう。

たとえば、生まれたばかりの赤ちゃんが「忙しい後輩に仕事を押しつけてはいけない」と言うでしょうか。

言わないですよね。ということは、**この「忙しい後輩に仕事を押しつけてはいけない」という価値観は、どこかで、いつからか手に入れたのです。**

それは誰かから、「後輩に仕事を押しつけること」を強く否定されたのかもしれない。

あるいは、忙しいときにも誰にも仕事を押しつけずにがんばったら、すごく褒められたからかもしれない。

もしくは、誰かから「仕事を後輩に押しつける人間は最低だ」と教え込まれたのかもしれない。

つまり、**基本的に僕たちのもっている価値観は「他人からもらったもの」なのです。**

他人から、褒められる、叱られる、バカにされる、などを経験して、「ありのままの自分ではいけないんだ」、と考えた結果、「○○すべき」「○○したほうがいい」という価値観がつくられるのです。そして、その価値観をもってして、目の前の人を、裁くのです。

そして、あの人はおかしい、ズルイ、間違ってる、あの人が嫌い、この人が苦手、となっていきます。

今の価値観で、人間関係に支障がない場合は、もちろんそのままでいいでしょう。

でも、今の価値観をもっていることで、いつも特定の誰かにイライラしてしまう、苦手な人に悩まされるのならば、つまりそれが「問題」となっているのならば、自分が「正しい」と思っているその価値観を疑ってみたほうがいいかもしれません。

まずは、1つでいいから価値観を変えてみる

嫌いな人や苦手な人がいる場合、人間関係がうまくいかない場合、「自分を苦しめている価値観を変える」ことをすすめています。ところが、カウンセリングをしていると、価値観を変えるために、「こんなことやってみませんか」という提案に対して「それは無理です」「そんなことできるわけないです」と言われることがあります。「どうして無理なんですか」と聞くと「前にも同じことしたけどダメでした」と言われます。「そんなにカンタンに決めつけないで、何度もやってみればいいのに」と思う瞬間です。

ところが、僕自身も同じことをしていたことに気がつきました。僕は、ダイエットの指導を受けていたことがありました。ある日講師から、「1日にお水を2リットルぐらいは飲んでくださいね」と言われました。すると僕は、隣にいた友人と「2リットルなんて、飲めないよね」と、飲めない理由をあげていました。

「カウンセリング中にトイレに行きたくなる」「映画がゆっくり見られない」「乗り物に乗ると困る」……などなど。実際に、今まで何度かチャレンジしたけどできなかったという「実績」もあったので、「飲めない」と思ったのです。その後、そのダイエットの講師がメールをくれました。そのメールが、いまだに心に刺さって抜けません。

「お水は可能な範囲でいいですよ。（はじめから無理！　という前提でとりかかれば、いつまでたっても無理ですし……）」

この、何気ない受容を含んだメールにやられました。

「そうか、僕がクライアントに感じていたことは、自分自身がしていたことなんだ」と。

これに気づいて大きく反省して、以来、1日2リットルに挑戦し始めました。

すると、努力すれば飲めることに気がつきました。同時に、体重が急に落ちたのです。

それ以来、自分のクライアントにも、「急には変われないので、まずは1つでも、2つでもいいですよ」と言うようになりました。

価値観を変えるには、時間がかかります。一気に変えようとせず、まずは1つ2つから変えるようにしてはどうでしょうか。

動かない岩を動かすのをやめる

「『問題だ』と思う人に問題がある」から、価値観を変えてみようと言いました。でも、「相手がどう見ても間違っている。自分のほうが正しい」そうおっしゃる人もいます。

そういう人は、「遅刻ばかりする人」「仕事でウソをついて現場を混乱させる人」「仕事に積極的に取り組まないばかりか、足を引っ張ることをする人」に対して、「遅刻すべきじゃない」「仕事でウソをついてはいけない」「足を引っ張る行動は正しくない」と思います。そして、相手を変えようとします。そして、「何をやっても変わらない！」なんて腹を立てたりしています。

僕は、そういう人に対して、次のようにたとえます。

「動かない岩を動かそうとしている」ようですよ、と。

自分が進みたい道に岩が置いてある。その岩が邪魔なので動かそうとする。叩いたり、なでたり、いろいろやってみる。でも、動かない。「動くまで待つ」と思ってみても、待ちきれずに、また叩き始める。そのあげく「動かない」と文句を言ってしまう。しまいには「自分がこんなにやってるのに」と、言いだす。

動かない岩を目の前にして、このようにやっている人がいたら、あなたはどう思いますか。

「自分が動けばいいのに」そう思うはずです。だって、岩は動かないんですから。

その岩が動かないのなら、迂回するか、よじ登れば越えていけるのに「どうして私が遠回りして動かないといけないのか」「道をふさいでるのは岩のほうなんだ」と、てこでも動かない。相手を「間違っている人」「問題がある人」として、相手を変えようとするのは、まさにそんな状態です。

「部下が動かない（変わらない）」「上司が動かない（変わらない）」

そんなふうに思ったら、自分自身のことを「岩を目の前にしてどうにか動かそうとしている人」だと想像してみてください。

相手を変えようとしないと、相手は変わりだす

人間関係に困っている人にアドバイスする際、「他人を変えようとしないで、あなたが動けばいいんだよ」と言います。前項でお話しした「動かない岩を動かそうとする」の話をします。

僕自身も心理カウンセラーとして起業したてのころは、よくそうクライアントに感じていました。だから、「あなたが動かないとダメだよ」「あなたがこうすればいいんだよ」と、そうアドバイスしていました。

それでも、全然、考え方を変えようとしない人がいます。実行に移さない人がいます。「でも、あなたが変われば、相手も変わるかもしれないじゃないですか」などとアドバイスしても自分を変えようとしない人に、ちょっとイライラしたり。「自分を変えるなんて、できない……」という人に、何度も「動きましょう」と言ってみたり。

……はい、「動かない岩を動かそうとしている」のは、僕のほうでした。他人を動かそうと躍起になっている人を、僕が躍起になって動かそう（変えよう）としていたのです。そりゃー、動きません。

「動かそうとしない」

それに気づいたので、クライアントさんを動かそう（変えよう）とするのをやめました。すると、クライアントさんが動き（変わり）だしました。これ不思議です。

だから、「イヤな人」や「苦手な人」「あなたを困らせる人」がいる場合、変えようとしないと思ったとたん変わりだしたりします。

仕事を早くさせようと思わない。

受け答えをはっきりさせようと思わない。

遅刻を直そうと思わない。

不思議なことに、そう思ったとたん、相手は変わりだすことがあるんです。

「べき」より「したいからする」の基準でいく

「相手に変わってほしい」と願う人は、「自分にできること、自分がやってきたことは、他人にもできるはずだ」と思い込みがちです。

「自分にできることが相手にできないはずはない。なぜしないんだろう？」と思って、相手に不満を感じたり、イライラしがちです。

「自分は、営業先を10軒回って帰ってきても、日報はちゃんと書いてきた」からこそ、「日報を書かずに帰ってしまう」部下や同僚に疑問をもったり、腹が立つのです。

「私はメールの返事をすぐにするのに、どうしてあなたは返事がないの？」

「私は身を粉にして働いてるのに、どうしてあなたは、さっさと帰るの？」

こんな具合です。

みんなそれぞれが、それぞれの価値観で生きています。でも、「相手に変わってほしい」と願う人は、他人も同じだという前提で「期待」し、他人にもそれを「べき」だと求めてしまうようです。「私はこう感じるんだから、あなたも同じように感じるべき」「私が我慢しているんだから、あなたも我慢すべき」というように。そして、それを裏切られたときに「なんであなたは私と違うんだ」と怒る。

実は、これ、「べき」ではなく、「自分がしたいからする」場合には、こういう反応はしません。「メールを早く返したいから、返している人」は、メールの返事が遅くても気になりません。「身を粉にして働きたいから働いている人」は、まわりの人が早く帰っても気になりません。

自分が他人に対して「どうしてそんなことするのよ」「どうして、やらないの」と、憤りを感じたとき、それは、「したいからする」ではなく、「べき」と思っているからでは、と考えてみてください。そして、「べき」は、本当に「べき」ことなのか、も考えてみてもいいかもしれませんね。

本当はやりたくないのに我慢してるとき「べき」って出るんです。

「褒める」のは自分の価値観に合っているから

僕はこの心理カウンセラーという仕事につくまでは、部下にも家族や子どもにも、とても厳しい人間でした。欠点探し、あら探しばかりしていました。

で、そんなサラリーマン時代、社員教育の本などを読んでいると「褒めて育てる」「いいところを見つけて伸ばす」ということがよく書いてありました。だから僕は、「そうか、いいところを探して褒めないと」といいところを探そうとしました。僕なりに「『褒める』ってなんだろう」「どう、褒めたらいいんだろう」と考えたんです。

そんなとき気づいたんです。**「褒める」って自分の価値観に合っているからできることなんだなって。**

たとえば「仕事は丁寧にやるべきだ」という価値観があると、遅くても丁寧に仕事をしている人には「いいね」と褒めることができます。逆に、仕事は早いけど雑な仕事をする人のことは、その人の価値観に沿わないので、褒めることができません。

同様に、「仕事はスピーディにやるべきだ」という価値観をもっている人は、ゆっくり丁寧に仕事をしている人のことは褒めることができません。

つまり、人は、自分で見たり聞いたりしたものを、自分の中にある「価値観」に照らし合わせて、自分の価値観に沿うものは「いいこと」「素晴らしい」となり、自分の価値観に沿わないものは「間違っている」「ダメなこと」となるのです。

人それぞれ価値観が違うので、人によって褒めるポイントが違ってきます。Aさんには褒められたのに、Bさんには怒られた、なんてことも出てきます。

だから、褒める努力をする場合、あくまでも自分の価値観に合うものを探すことになります。自分の中の価値観を探って、目の前の褒めたい人の価値観と共通のものを探せばいいのです。

「なかなか他人を褒められない」という人、自分の価値観についてあらためてじっくり考えてみてはいかがでしょうか。

褒め下手な人は、価値観のハードルが高い

サラリーマン時代、僕は「仕事はスピーディに丁寧にやるべきだ」と思っていました。前項の「仕事は丁寧にやるべきだ」や「仕事はスピーディにやるべきだ」という価値観より厳しいですよね。だから、仕事が早くても雑だったり、仕事が丁寧でも遅かったりすると、もう、とてもじゃないけど褒められない。

「嫌いな人、苦手な人でも褒めるところがあるよ」と言っても、「褒めるところがないんです」と言う人の場合、自分の中の「価値観の基準・合格ライン」が高すぎるのかもしれません。

かつての僕のような人は、「褒める」ための自分の価値観のハードルが高い人です。こういう価値観のハードルが高い人は、苦しいです。だって、自分の価値観に沿う人が少ないのですから。自分のまわりには、欠点ばかりの人、仕事のできない人、自分をイ

ライラさせる人、そういう人ばかりがいることになります。褒める人が少ない。また、自分自身ができないときには自分のことも責めてしまう。僕自身も実際は「スピーディで雑」なところも多々あったので、自分も責めていました。

もちろん、仕事のクオリティを高めていけるのであればそれはそれで素晴らしいことなのですが。でも、そのせいでいつもイライラしたり、まわりの人の文句ばかり言ってるのでは、全然よくないですよね。

価値観のハードルの低い人にはどうでもいいことでも、価値観のハードルの高い人には、なんでもかんでも問題に変わってしまう。だから、自分のことをイライラさせる人、欠点ばかりの人、苦手な人が多いと思ったら、「自分の価値観のハードルが高いだけじゃないのか」と考えてみるのもいいでしょう。

「そんなのは無理！」という人は、「〇をつけよう」「褒めよう」と考えずに、「そういう人もいるんだ」「そういうこともあるんだ」と考え、いい悪いのジャッジをしないくらいでもいいかもしれません。

「どうしても嫌いな人」からは目をそらす

「嫌いな人」はいますか。「うげー、きっついのきた！」っていうような人です。その本人の前ではどのように振る舞いますか。

僕も、「嫌いな人」はもちろんいます。というか、「嫌いな人」と「苦手な人」に分かれるといったらいいでしょうか。

「嫌いな人」とは、そもそも関わらないようにしています（※ただし、攻撃もしないし悪口も言わないことを心がけています）。でも、同じ職場にいたら、関わらないことが難しいことも多々あります。関わっちゃうと、つい、嫌いな人のことを考えてしまったりします。そして思い出し怒りをしたり……。

「嫌いな人のことを考えないようにしよう」と思っても、つい考えてしまうのが人間です。

たとえば、

「ピンクの犬を想像しないでください」

「昨日食べた晩ごはんを、思い出さないでください」

と言われると、どんなことが頭に浮かびましたか。

「～しないでください」と言われると、つい、してしまいませんか。

「～しないでください」というのは『否定命令』といって、意図したことと、逆の効果を生んでしまうのです。

トイレに行くと、以前は「汚さないでください」「一歩前へ」などの表現だったのが、最近は、「いつもきれいに使っていただいてありがとうございます」と『肯定的な表現』に変わっています。それと同じです。「汚さないでください」と言われると「汚すこと」を考えてしまう。一方で、「きれいに使っていただいて」と言われると、「きれいに使うこと」を意識する。

これと同じように、嫌いな人や、苦手な人、あなたを困らせる人のことを、「あの人のことを考えないようにしよう」「あの問題から目をそらそう」と思うと、逆に、そのことを考えてしまいます。考えないようにしようとするには、まず、その「考えたくないもの」を明確にする必要があるからです。

ではどうすればいいのか、というと、**1つは「目をそらす」のではなく、肯定的なほうに「目を向ける」ということ。**「嫌いな人」から目をそらすのではなく「好きな人」に目を向けるのです。

それでも、苦手なあの人がまだ浮かんでくる、という場合。その場合はどうするかといえば「吹いて」ください。「フッ！」って。

その人の顔が浮かんだら、その人の顔のほうに向けて「フッ‼」。浮かんできたら「フッ‼」。また浮かんできたら「フッ‼」。

それでも浮かんでくるようなら、「フッ‼　ハウス‼（帰れ）」と。実際に声に出してみてください。

冗談みたいですが、これがすごく効果があります。

嫌いな人のことを考えずにいようと思っても、つい考えてしまう場合、ぜひ試してみてくださいね。

すべての人に気に入られようとしない

今まで僕は、講演やカウンセリング、出版などのいろんな活動をしてきて、お役に立てたこと、立てなかったこと、さまざまありました。褒められたことも、喜ばれたことも、黙って去られたことも、クレームをいただいたり、反論をもらったこともありました。

あるとき、とある出版社さんから、「読者アンケート」（本の中に入っているハガキ）が届きました。時間の合間に読ませていただいたのですが、「ああ、こんなにも喜んでいただいてたんだなぁ」とあらためてうれしく思いました。

「世の中には、いろんな人がいて、すべての人に喜んでもらうことはなかなか難しい。それを頭ではわかっていても、いいと思う手法を提供したときに逆の反応もある。

でも、こうやって僕が発信すること、僕が書いていくことで、1人でも救われていくなら、たとえ反論や批判があったとしてもこれからも続けていこう」

そう思えました。

わざわざハガキを書いて送ってくださる、その気持ちがとてもうれしかったのです。

職場の人間関係もこれと同じようなものです。

職場にはいろんな人がいます。年齢も性別も考え方もそれぞれです。で、みんなから気に入られようとすると苦しくなります。だって「好き」も「嫌い」も人それぞれなんですから。

「すべての人に気に入られようとする」病になってしまったら、次のような言葉を思い浮かべてみてください。

「あなたがそうしたいのなら、そうすればいい。でも、それを私に押しつけないで」

「私がそうしたいから、そうしているのです。そして、それをあなたには押しつけません」

僕自身も、僕なりの心理療法の楽しさ、心地よさを多くの人に知ってほしいと思っています。でも、それをすべての人に押しつけようとは思いません。

それを受け取るか受け取らないか、当然のことですが、それはその情報を受け取った人しだいなんです。

気に入らない人がいるのは、「価値観が違うだけ」。

本当に、ただ、それだけなんです。

■3章　まとめ■

◎他人に対して「問題だ」と感じるときは、自分の中に問題がある。
◎イライラしたり、怒ったり、不満に思うのは、自分の価値観に合わないから。
◎他人を変えようとするのは、動かない岩を動かそうとするもの。無理に動かそうとしない。自分が動く。
◎自分の行動が「べき」で動いていると、他人にも求めてしまう。「したいからする」基準で動く。
◎どうしても嫌いな人からは、目をそらしてもいい。すべての人に気に入られようとしない。

4章
自分の性格がほとほとイヤになったとき

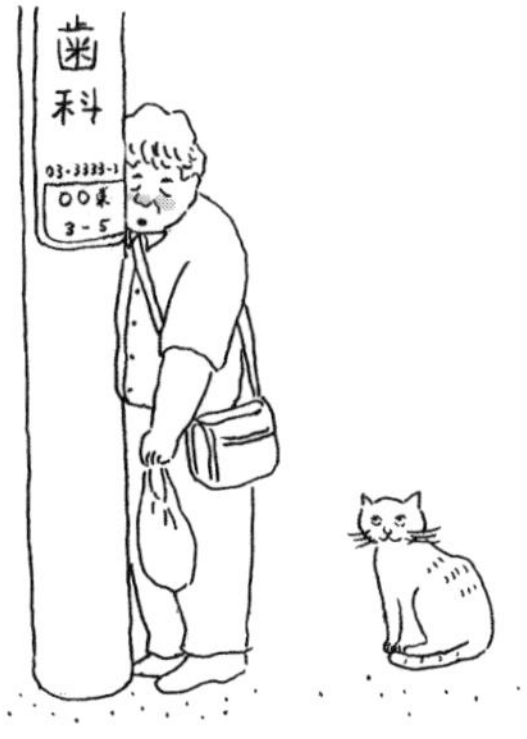

3章でお話しした「『他人』にすりへらされていると思う人」とは反対に、「『自分』で自分をすりへらしてしまう人」がいます。自分で自分を悪いと責めているような状態です。

何か悪いことが起きると、自分の中に原因を探します。

あるいは、自分の性格や才能や過去の「せい」にして、つらくなってしまっています。

そうして、「自分を変えたい」「自分の性格がイヤだ」となってしまっています。

本章は、そんな人のために書きました。

「やっぱり」で、悪い思い込みを強化しない

多くの人が「自分は○○ができない」という劣等感や問題を抱えています。

・自分の言いたいことを伝えることができない
・まわりの人と仲よくできない
・要領よく仕事ができない

などと、こういう悩みを抱えています。そして、「こんな自分じゃダメだ！」と自分を責めて、自分を否定しています。自分を否定して、自分の心を自分ですりへらしてしまっています。

だから、「できない自分はイヤだ」「できるようになりたい」と思っています。でも、

そう思えば思うほど、「できない自分」になっていきます。**それは、本当は、「できない自分」を強く思っているからです。「願って」はいないけれど「強く信じている」から「引き寄せる」んです。**

ちょっとわかりづらいかもしれませんが、**「『自己認識』があると、それを証明する事実を探し出す」ということです。**

「自己認識」とは、要は「自分のことをどう思っているか」ということです。

自分のことを「自分の言いたいことを伝えることができない」と思っている人は、それができない状況を引き寄せます。

たとえば意見を飲み込まなくてはいけない出来事や自己主張の強い人を引き寄せるのです。そして、「自分の言いたいことを伝えることができない」という自己認識にふさわしい事実ばかりに目が行くようになるのです。

自分のことを「どうせまわりの人と仲よくできない」と思っている人は、「まわりの人と仲よくできない」を証明する出来事（意見が合わなかったり、嫌いな人が現れたり）を引き寄せます。

自分のことを「どうせ要領よく仕事ができない」と思っている人は、それができない状況（大量の仕事がまわってきたり、自分よりも要領よく仕事をこなす人が現れたり）を引き寄せたり、わざわざ失敗したりします。

そうやって、自分の「自己認識」つまり「私は、こんな人だ」というものを証明しようとするのです。**つまり「自分が強く思っていることを証明してくれる出来事を引き寄せる」ということです。**そして「ほらね」と、自己認識をどんどん強化していく。

だから、「自分は◯◯できない」にまつわる悪い出来事、悲しい出来事、不幸な出来事がよく起こる人は思わず、その出来事があったら「やっぱり」って言ってませんか。「やっぱり、言いたいことを伝えられなかった」「やっぱり、うまくコミュニケーションがとれなかった」「やっぱり要領よく仕事ができなかった」って。

だって、ずっと、それを「思って」るんですもの、叶ってしまいますよね。それほど、強く「念じて」いれば当然です。

「なりたくない性格」より「なりたい性格」を考える

僕のカウンセリングやセミナーには、「性格を変えたい」という人がたくさんこられます。そういう人たちは、

「優柔不断をなくしたい」
「すぐに怒ってしまう性格を直したい」
「自信がない性格が嫌い」
「明るすぎて、物事を軽率に考えてしまう性格をなくしたい」

このように「自分の性格を嫌って」います。そして、たいてい「なりたい性格」ではなく、多くの人が「なりたくない性格」の話をします。

でも、考えてみてください。

ある日曜日、Aさんが、こう言いました。

「今日はいい天気だから、家にいたくない！」

ある日曜日、Bさんは、こう言いました。

「今日はいい天気だから、ディズニーランドに行きたい！」

さて、どちらのほうが楽しい休日を過ごせたでしょうか。

「性格を変えたい！」という人、一度、一緒に立ち止まって考えてみませんか。

「なりたい性格」ではなく、「なりたくない性格」を目指して、いい方向に変われるでしょうか。「人生楽しい！」になれるでしょうか。

前項でもお話ししたように、「なりたくない！」と強く思うと、「なりたくない」を証明する状況を引き寄せます。だから、「なりたい！」と強く思うと「なりたい」を証明する状況を引き寄せることができるのです。

「性格を変えたい」と思っている人は、ぜひ「どんな性格になりたいか」について考えるようにしてみてください。

イヤな性格も、他人から見たらいい性格

僕は「性格を変えられる！」というメルマガを発行しています。また、別名、「性格リフォーム心理カウンセラー」と名乗っています。そう名乗っているとおり、僕は、「性格は変えられる」と思っています。

そんな僕のところにきて、「本当に性格は変えられるんですか？」と尋ねられる人もいます。そういう人は、たいてい「性格は1つのパターンで、変わらない」と思っているようです。

けれども、性格は、1つのパターンではなく、もっと多面的でいろんな顔があるものです。だって、内向的な人でも、接する相手によっては積極的になったり、とあるテーマになると饒舌《じょうぜつ》になったりしませんか。あるいは、小学生のころ、活発だったのに、大人になってから会ったら、落ち着いた人になっていた、ということもよくあることです。

僕自身にも「性格って、いろんな面があるんだなぁ」と思わされた出来事があります。

昔、自分が劣等感にさいなまれていたころ、一生懸命自分探しをしたり、性格分析をしてもがいていました。そんなとき、性格分析のセミナーに参加し、ペアを組んで向かい合って相手の印象を伝えるというワークを行いました。すると、「自分が思っている自分」と、「他人から見た自分」の違いにすごく驚いたのです。

そのセミナーに参加したころの僕は、家庭や仕事でいろいろあって、沈んでいた状態でした。「暗い」とか「怖い」とか「消極的」な印象があると思ったのに、ペアになった女性からは、恥ずかしくなるくらいに自己判断とは違う好印象を伝えていただいたのです。そして、「あれ、自分の性格ってこんなふうに見られてたんだ」って気づいたのです。

自己チェックでの性格分析は、あくまで「自分が思っている性格」です。そこに、「他人から見たあなた」という視点はありません。他人に、同じチェックリストをやってもらったとき、あなたの結果とどこまで違うのかまではわかりません。

つまり「性格」っていうのは、単なる「比較」だということです。

「『私は、内向的なんです』って誰より？」
「『私は、人見知りが激しいんです』って誰より？　誰と比べて？」
「『私は、自分に怒りっぽいんです』ってすべての人より？」

「私、暗いんです」という人でも、もっと落ち込んでる人から見れば「あの人、いつもニコニコしてて、活動的でステキよね」なんて言われてたりする。「暗い」って勝手に本人が思っているだけだったりするんです。

「自己主張が強い！」と自分で思っている人が、アメリカにいったら、「君は自己主張が強くないから、もっと自分を出したほうがいい」なんて言われたり。

だから性格は、あくまで身近な人との比較でしかないんです。

性格はワンパターンではなく、複雑で、多面的なものなんです。だから、状況や相手や、時間の変化で変わっていくものなのです。

性格は、パズルのピースだと考える

前項でご説明したように、性格はワンパターンではなく、いろんな顔があって、多面的なものです。**僕はよく「性格とは何か」を説明するとき、「自分はジグソーパズルでできていると想像してみてください」と言うようにしています。**

パズルのピース（性格）が集まって、一枚の絵（自分）になるようなものなのです。

で、「自分の性格が嫌い」と言っている人は、パズルのうち何枚かのピースを嫌っているようなものといえばいいでしょうか。自分（パズル）を見て、「形が悪い」とか「色が汚い」などと思うピースが、「嫌いな性格」「変えたい性格」なのです。

では、そのイヤなピース（性格）を捨てれば、ラクになるのでしょうか、人生楽しくなるのでしょうか。

たしかに、自分の中から自分の嫌いなピースを捨てれば、自分の中はきれいになります。いわゆる「いい人」「できる人」になります。

でも、実はその「捨てたピース」「できないピース」も含めて、全部そろってはじめて「あなた」です。なのに、捨ててしまった。そういうときに、どんなことが起こるか。

そのパズルのピースが、まわりで暴れだすんです。

たとえば、「ウジウジした自分が嫌い」といってそのピース（性格）を捨てたとします。すると、まわりにウジウジした人が集まってきます。

「怒りっぽい自分を変えたい」といってそのピース（性格）を捨てると、怒りっぽい人やイライラした人が近寄ってくるんです。

「お金にだらしない自分がイヤだ」といって、そのピース（性格）を捨てると、なぜか「お金にルーズな人」「だらしない人」が友人になったり、部下になったり、上司になったり、結婚相手になったりします。「あなたの中にもお金にルーズな部分があるんだよ」とばかりに、そういう人が目についたりするんです。不思議ですよね。

自分のイヤな性格や嫌った性格も受け入れる。自分の一部と思って受け入れてみる。

すると、自分のことが嫌いじゃなくなっていきます。

イヤな性格は、実は、あなたを守ってくれていた

あなたの嫌ってきた、自分のイヤな性格（ピース）は、実は、一生懸命あなたを守っていてくれたんだとしたら、どう思いますか。

あなたの「性格」は、過去にあなたが体験した、つらいこと、苦しいこと、イヤなこと、痛いことそれらを、あなたにもう一度体験させないように守ってくれた「プログラム」なんです。

たとえば、「人前でうまく話せない」という性格がイヤだと言う人がいます。でも、その人は、かつて人前で話して恥ずかしい思いをした。もう、あなたにあんな思いはさせたくない。だから、人前に出るのが嫌いなプログラムがつくられた。

たとえば、高いところから落ちそうになって怖い思いをした。もう、あなたにあんな命に危険のあることはさせたくない。だから、高いところを嫌いになるプログラムがつ

くられた。

たとえば、友人に裏切られた。もう、あなたにあんなつらい思いはさせたくない。だから、人付き合いに距離をとるようにしようと、人付き合いが苦手になるプログラムがつくられた。

こういうふうにも考えられるのです。

あなたに、２度とつらい思いをさせないために、つくられたプログラムが、あなたの「性格」なのです。

やり方が不器用で、困ることも多いけど、うまくいかないことも多いけど、一生懸命、あなたを守ってくれた……それが、あなたの性格です。

だから、どんなにイヤな性格でも、嫌いな性格でも、そんな自分がいることに気づいてほしい。受け入れてほしい。そう思います。

自分のイヤな性格を否定しない

僕は以前、ヘビースモーカーでした。1日、2箱半ぐらい吸っていました。

でも、あるとき、スパッとやめました。どうやってスパッとやめられたのか。

禁煙に入ったとき、僕は吸いかけのタバコとライターを机の上に置いたままにしておきました。「いつでも、吸ってもいい」という状態をつくることで、まずはタバコを「嫌うのをやめた」のです。

だって、長年僕を楽しませてくれたタバコ、もうまるで体の一部と化して、こんなに愛していたのに、ある日突然、ぐしゃっとつぶして捨てたりできませんでした。

かわりに、タバコに「今までありがとう」と感謝を伝えました。

すると、すぐに禁煙に成功しました。

「イヤだ」「変えたい」と思っている性格も、これと同じです。

長年、あなたと一緒に暮らしてきました。なのに、嫌ったり、追い出そうとしてませんか。パズルのピースを「これ、嫌い！」と捨てようとしていませんか。

これが、なかなか性格を変えられない人の共通点です。

でも、今まで説明してきたように、あなたの性格は、**イヤな性格であっても、嫌いな性格であっても、あなたの一部なのです。そして、あなたを守るためにつくられたプログラムだったのです。**

そんな性格を嫌って、ぐしゃって捨ててしまっていいのでしょうか。

そうはいっても、なかなか現状や欠点が受け入れられない、ましてや「今までありがとう」なんて感謝することはできない、という人も多かったりします。

あのね、感謝して、受け入れなくていいです、今は。だって、受け入れようとしても、受け入れられないんですもの。いったん、そのムダな努力をやめましょう。

かわりに、「嫌わない」くらいでいってみませんか。

そこから、始めてみませんか。

「不要な心のプログラム」がなぜ入っているのか

「快」をより追求し、「不快」を避けていくことを基本として、あなたの「命」を続けていくために性格はつくられます。変わっていきます。

「三つ子の魂百までも」という言葉があるように、小さな命を育てていくためには、「怖いもの」「痛いもの」を避けていくプログラムが必要です。

小さなころに、熱いやかんに触れた、犬に噛まれた、高いところから落ちた、無理やり嫌いなものを食べさせられたなどの出来事を経験し、今後、こういった「不快」なものを避けるためのプログラムが組み込まれていきます。

僕は、兵庫の田舎で暮らしていた小さなころ、朝、顔を洗おうとして、目の前の瞬間湯沸かし器のガスを点火しようとカチッカチッとやってて、「ボンッ」と小さく火を噴かせたことがあります。以来、僕はガス系が怖いのです。カセットコンロを交換するときでも、ちょっとだけドキドキします。生活にそんなに支障がないので、ほったらかしていますが、実はちょっと怖いのです。

小さいころに悪さをして土蔵に閉じ込められたことがあり、いまだに暗くて狭いところ、エレベーターが嫌いです。でも、生活にはそんなには困ってません。

こんなふうに、「小さいころに組み込まれた防衛プログラム」であっても、生活に支障がない場合は問題ありません。しかしこれが、人によっては、「今のあなたの大きな足かせ」になっている場合があります。

プログラムの中には、「小さいころは必要だった」けれども、「大人になった今となっては必要ない」プログラムがあるのです。

人前で唄を歌って笑われて、以来、人前に立てなくなった。

叩かれて育てられたので、無意識に「教えるときには叩く」ことしかできない。

お金で苦しい思いをしたので、お金がなくなることがとても怖い。

などは、「今のあなたを苦しめる」プログラムになりえます。

僕の場合は、「常に人と一緒にいないと、友達がいない、暗いやつだと思われる」というプログラムがありました。これは苦しかったですね。1人でいる時間が、常に苦しいんですもの。大人になってから、1人でいることなんて、当然何度もあります。なのに、その時間が苦痛なんですから。

もちろん、命を続けていくために必要な危険回避のプログラムは、そのまま必要です。**しかし、「今のあなたに必要でないプログラム」が、あなたを息苦しくさせ、そして苦しめ続けているとしたら、そのプログラムははずしたほうがいいかもしれません。**

ただ、これらのプログラムのほとんどが「無意識」に組み込まれています。「無意識」というと意識しにくいので「習慣」と言い換えてもいいかもしれません。

お箸を持つ、ペンを持つ、シャープペンをカチカチやる、物を食べる、靴を履く、車の運転……などと同じように、無意識に行われる習慣と同じようなものだったりします。「朝起きてすぐにごはんを食べないと怒られる」という家庭で育てば、無意識に、顔を洗うより着替えるより、真っ先に朝ごはんを食べるようになります。「大きな声であいさつしなければいけない」という社員教育を厳しく受ければ、どこへ行っても大きな声であいさつするようになります。「親の言うことを聞かないと、ダメ」と強く信じ込まされた人は、無意識のうちに親の言うことを聞きます。

数え上げればキリがないのですが、ほとんどの行動は無意識に作動している「プログラム」なのです。これは、「三つ子」までにすべてが組み込まれるだけではなく、大人になってからもたくさんプログラムが組み込まれていきます。

こうした自分の中につくり上げられたプログラムに、ずっと苦しまされたりするのは、つらいですよね。

こういうときは、自分の習慣や考え方のクセを観察し、書きとめてみて、この性格(プログラム)は、自分のどんな経験や考え、親の教育からきたのだろう、と考えてみてください。

そのプログラムのできた理由がわかり、そのプログラムから解き放たれたとき、あなたはラクになるのかもしれませんね。

だってもう、そのプログラムを守るべき場所にはいないのですから。

イヤな出来事のあとに「おかげで」をくっつけてみる

生きていれば、思い出すたびにイヤな気持ちになる出来事はあることでしょう。それがトラウマで一歩を踏みだせない人もいます。そんなときはどうすればいいでしょうか。

まず、あなたの過去の最悪の出来事を書き出してみてください。たとえば、

・中学校のころにいじめに遭った（無視された）
・仕事の人間関係がこじれて配置転換された
・同僚（上司・部下）と些細なことから大きなもめごとに発展した
・親・友人・彼・彼女・夫・妻からひどいことを言われた、された
・仕事で大きなミスをして、多くの人に迷惑をかけた

など、このような最悪の出来事、またそれ以外にも「思い出すたびにイヤな感じ」を引き起こす思い出はたくさんあると思います。そんな出来事を、あえて書き出してみてください。そして、そのあとに「おかげで」をつけてみるのです。すると、

・中学校のころにいじめに遭った（無視された）
おかげで、いじめのつらさや苦しさがわかり、今の仕事に役に立っている
・仕事の人間関係がこじれて配置転換された
おかげで、自分の天職に近い配置に出会うことができた
・同僚（上司・部下）と些細なことから大きなもめごとに発展した
おかげで、本音を言い合う機会ができた
・親・友人・彼・彼女・夫・妻からひどいことを言われた、された
おかげで、別れることができ、新しいパートナーと出会えた
・仕事で大きなミスをして、多くの人に迷惑をかけた
おかげで、社内の仕組みが大きく変わり、その功労者となった。

このように、自分の「新しい能力や出会い」を手に入れるための出来事に変えることができるのです。これは、心理学でいうと「リフレーミング」という「視点・見る目を変える」というやり方です。これを「おかげで」をくっつけて考えるというやり方にアレンジしてみました。いかがでしたか。

このように考えていくと、自分の経験してきたことは、すべて自分の今につながっていたんだということに気づいていきます。

チャンスはピンチの顔をしてやってくるのです。

僕は、心理カウンセラーとして独立しようと考えたときに、自分の過去の経験が、すべて心理カウンセラーになるために必要なことだったということに突然気づきました。

イヤな出来事を経験することでつくり上げられた性格もこれと同じです。実は、今につながる自分にとって大切なものだったのです。過去の出来事は変わりません。

「おかげで」という言葉をくっつけて、過去の出来事に「新しい意味」を加えてみませんか。

「自分が悪い」の勘違いから抜けだす

「自分はダメだな」と思ってしまう人は、たくさんいると思います。では、なんでそんなに自分を責めてしまうのか。そんなからくりをここで少しお話ししましょう。

和美さん（仮名）は、さかのぼること、まだ幼稚園に通うころ、お母さんに、イヤなことを言われました。

「あなた、なんで良子ちゃんにあんなひどいことしたの！」

和美ちゃんには覚えのないことでした。むしろ、自分がよかれと思って、良子ちゃんが喜ぶと思ってやったことだったのに、どこかで話がねじれてしまったよう。

「それを必死にお母さんに説明したのに、お母さん、わかってくれない……。なんでわかってくれないの……私、悪くないのに……」

でも、和美ちゃんは「お母さん大嫌い」とは言えなかった。それは、お母さんのことが大好きだったから。私の話を最後まで聞いてくれない、そんな嫌いなところももちろんある。でも、お母さんを嫌いたくなかった。憎みたくなかった。

「大好きだもん、お母さんのこと。じゃあ、このやり場のない怒りはどうすればいいいんだろう？　誤解されたこの悲しみを、どうすればいいんだろう？」

と、思った和美ちゃんは、それを自分に向けた。「お母さんのことは嫌いたくない」「嫌いって言えない」「じゃあ、自分が悪いことにしよう」と。

「うん、それがいい。だって私、ちゃんと言うこと聞かないし、お手伝いちゃんとできないし、良子ちゃんみたいに、ひらがな覚えてないし、素直じゃないし……」

と、自分のダメなところをいっぱい探した。いっぱいいいっぱい探した。

「だって、そしたら、私が悪いって言えるもん。そしたら、スッキリするもん」

そこから、和美ちゃんの「自分の悪いところ探しの旅」は始まりました。最初は、ほんのちょっとした「話のねじれ」「誤解」だけだったのに。

こういう和美さんのようになっている大人が、実は多いんです。「自分が嫌い」「自分がダメ」と思っている人、ためしに「自分は、悪く、ない」と、口に出して言ってみてください。案外、言えないものです。

主張してもいいんです。口答えしてもいいんです。

「自分がしっかりしてないから」「自分が気が弱いから」「自分ができないから」なんて、**自分の悪いところ探しはもうやめましょう。もう、十分です。**「自分が嫌われてるから」「自分が理不尽な目に遭うのはそういう理由なんだ」って言うのも、もう、やめましょう。

「わたし、悪くない」
「わたし、悪くないもん！」
「わたし、お母さんの『そこだけ』嫌い」

って言ってもいいんです。

自分で思う「らしさ」に注意する

自分で思う、「似合う」「自分らしさ」。他人が思う、「似合う」「自分らしさ」。うん、全然違うんですね。

何年か前に初めて出版記念講演を開いたとき、どうせだからとスタイリストの方についてもらいました。すると、僕が今まで選んだことのない服やズボン、ベルト、靴、全部驚きでした。

それまでの自分は、ファッションに興味がなく、自信もなかったので、衣類にお金を使っていませんでした。安物ばっかりだったんですね。

でも、彼のアドバイスを受けるようになってから、つまり服装や持ち物を変えるだけで背筋が伸び、堂々とそして自信がみなぎってきたんです。

もちろん最初は、自分のセルフイメージに合わない金額や服の選び方に違和感だらけでした。けれども、結局はその「違和感」のほうがおかしかったというわけです。

彼の勧めるままに講演で着た服は、とても評判がよくって、もう驚きでした。

「自分の感覚ってアテにならないんだなぁ」

「自分で『似合う』って思ってても意外に違うんだなぁ」

「自分の『なじんだ』感覚って『ここにいたいだけ』なんだなぁ」

と思いました。

そんな体験をして、僕は「自分を客観的に見てもらってアドバイスを受ける」ということを積極的にやるようになりました。

自分の習慣も性格もこれと同じようなことかもしれませんね。自分では「らしくない」「似合わない」と思っていても、他人は「似合う」「らしい」と認めてくれたり。自分では思ってもみない意外なところを他人は「いい」「似合う」と認めてくれたりする。

だから、「自分らしい」と思って嫌がっている性格も、実は他人からみたら「いい性格」かもしれません。

あるいは、「性格を変えるのが怖い」と思ってみても、他人からのアドバイスを受けたとき、勇気を出して変えてみたら「意外と似合う！」ということになるのかもしれません。

■4章　まとめ■

◎「～できない」と思っていると、「～できない」を証明する出来事、証明する人ばかりを集めてしまう。

◎性格は、パズルのピースのようなもの。いろんなピースがあって「自分（パズル）」が成り立っている。

◎性格は、自分の身を守るために形成されたプログラムでもある。だからイヤな性格であっても、あなたを守ってくれていた。

◎過去のイヤな出来事のあとに「おかげで」をつけて、今の自分が得たものを考えてみる。

◎「私は悪くない」と言ってもいい。「自分が悪い」の勘違いから抜けだす。

5章

何もかもうまくいかない状態の処方箋

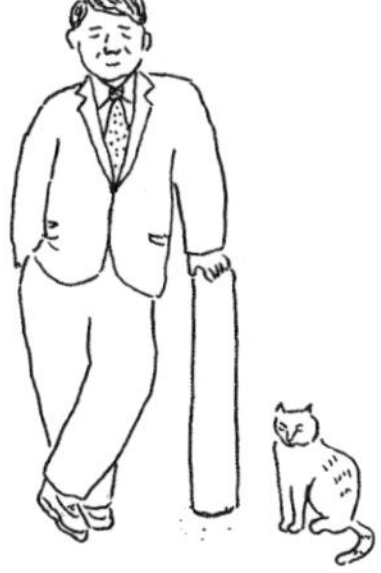

何をやってもうまくいかないとき、そんなときは、誰のどんな人生にもあるものです。

時々、折れそうになるし、無性に誰かにすがりたくなる。

思いどおりにいかない、心を許せる人が1人もいない。

自分では、ただ、がんばっているだけだった。けれど、がんばっているうちに、いつの間にやら疲れ果ててしまっている……。

本章は、そんな「何をやってもうまくいかない」と感じている、すりへった心が折れそうになっている人のために書きました。

知らず知らず、うつ病のような心の病を抱え込む前に、ぜひ読んでみてください。

自分を粗末に扱うと、まわりも自分を粗末に扱う

「ブロークンウインドウズ理論」というお話を知っていますか。

ニューヨークの地下鉄の治安がよくなったときに活用された理論として有名です。

「ブロークンウインドウ」とは、直訳すれば、「割れた窓」です。

ある町に、窓の割れた車を置いておくと、「粗末に扱ってもいい」とみなされ、その車はだんだんと破壊され、そして、その周辺の治安も悪くなる、という理論です。ニューヨークの地下鉄は、この理論をもとにして、これと逆のことをしました。つまり、徹底的に落書きやゴミをなくしてきれいにし、「ここは大切に利用しないといけない」という意識を促すことで治安がよくなっていったといいます。

さて、この「ブロークンウインドウ」ですが、僕たちの「心」も同じようなことがいえます。何をやってもうまくいかないなんて感じるとき、人は自分が「欠けている」

「足りない」だから「劣っている」なんて考えがちです。

つまり、**自分が「ブロークンウインドウ（割れた窓）」になってしまっているのです。**

すると、「どうせ割れているんだし」と、自分のことを、粗末に扱い始めます。

自分の気持ちにウソをついたり、自分の持ち物を粗末にしたり、自分の家族を粗末にしたり、パートナーや友人を粗末にする。

すると、まわりの人も、自分のことを粗末に扱ってきます。

自分のことをバカにしたり、乱暴にしたり、無視したり、認めなかったり、粗末に扱ってきます。

だって、自分が自分のことを粗末にしてるんですから、まわりの人がそうしてもいいですよね。そうやってどんどん心の治安が悪くなる。

すると、心の中の警察の登場です。権力と正しさで、自分の心の治安を守ろうとします。「正しい」という武器と法律を振りかざし、力ずくで、心の治安を守ろうとします。

けれど、そんなもの、いたちごっこです。

だから、いつまでも「理不尽なこと」「腹の立つこと」「満たされないこと」、そんなことばかりが起こり続ける。また、認められようとがんばって実績をあげても、認めてもらえない。誰も褒めてくれない。

実は、あたりまえのことなんですよね。自分が自分を粗末にしているんだから、まわりの人も自分を粗末に扱っていいと思ってしまうのって。

では、心の治安をとり戻すには、どうしたらいいでしょうか。

まずは、ブロークンウインドウ、つまり、割れた自分の心を治していくこと。つまり、**「どうせ私なんて」と自分で自分のことを悪く言ったり粗末に扱わないこと。まわりを責めるのではなく、自分の言葉をきれいにして、自分のいいところを探してみること。**

自分の好きな音楽を聴き、自分の好きな家具を置いて、自分の好きな本を読んで、心豊かに過ごすこと。心豊かになれる環境にすることに、お金と時間を使ってみる。そういうふうにして自分の機嫌をとってあげるのです。

何をやってもうまくいかないときは、まずは、自分の心をきれいにしてあげることが大切なんです。

心が悪酔いしたら、さすってもらう、吐く

昔の僕は、人の話を聞くのは上手だけど、人に自分の話をできない。でも、実はじっと聞いてるのもイヤだという人でした。

それは、自分が他人を信用できなくて、それは、自分が自分の話を信用できなくて、固く固く自分を守って、歯を食いしばって生きてたからなんですよね。自分に自信がないから、ガードを作って守るしかなかった。

そして、それは、結局はすねてたってことなんです。「誰もかまってくれない」「誰も助けてくれない」「誰もわかってくれない」って。

でも、そんなこと口が裂けても言えない。言えないから、態度で示すしかない。自分で自分を悲惨な状況に追い込んで「かまってもらおう」とする作戦に出たのです。で、作戦どおりかまってもらっても、もうすねてるからその優しさを「受け取らない」。

われながら、めんどくさいですね。

そして、それは、さかのぼって小さなころに親や先生、友達から「許してもらえなかった」「遊んでもらえなかった」「愛してもらえなかった」という思いが発端です。

実は困ったことに、これ、勝手にそう思っていただけなのです。

なのに、その思いが消化されなくて、自分のことを認めてくれないまわりの人をすぐに敵とみなして切り捨てたり、距離を置いて対処するクセがなかなか抜けなくて。そのあとで切り捨てる理由や正当性を必死になって訴えて、必死になって自分を守るしか戦略がない状態になってしまっていました。

そう「正しい」や「べき」で自分を完全武装していました。誰も攻めてこないのに、責められてると思い込んで、「正しい」「べき」の剣を振り回して、まわりを傷つけて、戦って、競争して、見栄張って、ケチつけて……地獄でした。

こういう状態のときっていうのは、ちょうどそう、今、飲み過ぎて、気分が悪い酔っ払い状態みたいになってるんです。

酔いが回って、気持ち悪くて、何を言われても腹が立つし、からむし、足はフラフラで真っすぐ歩けないし。本音や、普段隠してる本性が出てきて暴れるしで、もう大変。

だから、そういうときは、便器を抱え込んで、背中を誰かにさすってもらい（癒してもらう、痛みをとめてもらう）、時には指を口に突っ込んででもいいから、勇気を出して吐いてもいい（本音を吐き）のです。

そして、一度すっきりしたら、最後に笑う（前に進む）。

癒してもらう。

本音を吐く。

そして笑う。緩む。

こういうことが大事なのだろうと思います。

「大丈夫」で心に壁をつくらない

あなたは、「大丈夫」という言葉をどういうときに使っていますか。

僕の経験でいえば……何か不安はあるけど、強がって、自分でなんとかしようとするときです。もしくは、何かいじられたくない項目があるとき、そっとしておいてほしいときだったりします。

そんな感じのときによく「大丈夫」「問題ない」「困ってないから」と言っていた気がします。

具体的にいうと、「親から1人暮らしを心配されたとき」「体調が悪くて弱っているとき」「仕事がうまく進まなくて、あたふたしてるとき」でした。

もしくは、「いや、ちょっと不安があって」とか「助けてほしいんだけど」などという言葉を言えないときでした。

だからこそ今、カウンセラーとなった僕の耳には、**「大丈夫」という言葉は「強がり」という「壁言葉」に聞こえるのです。**

「それ以上入ってこないで、聞かないで、関わらないで」という心に「壁」をつくっているときに使う「壁言葉」です。

「いじられたくない」「知られたくない」「弱みを見せられない」、つまり、自分の恥ずかしい部分や、弱い部分を隠したいときに、「大丈夫」という言葉を使っている気がするのです。特に「大丈夫、大丈夫」って、2回繰り返すときは、ね。

ところで、成長するとき、脱皮するときに必要なのは「過去」です。だから、自分が成長するためには前だけを向いていてはいけないと思うのです。

自分の過去の「できなかったこと」「苦しんだこと」「恥ずかしかったこと」「なかったことにしたいこと」「忘れ去りたいこと」。これらにきちんと「向かい合う」こと、そしてそれらを受け入れることが必要です。

自分の過去を否定しない。

まぎれもなく、過去も自分の一部なんです。それらにきちんと向かい合って初めて、きちんと前を向いて歩くことができるのではないでしょうか。

なのにピンチのとき、苦しいとき、不安なとき、「大丈夫」という言葉を使うとどうなるか。「大丈夫」と言って壁をつくると、その過去の苦しみや恥ずかしさや痛みにフタをしてしまうことになります。それらにフタをしてしまうと、過去と向き合って成長することができません。

カウンセリングを受けて、大きく変わっていく人は、過去の自分を見つめ直すことのできる人です。過去の自分を見つめ直すことで自分自身に大きな変化、つまり成長が起こります。

だから、「大丈夫」って言って過去にフタをするのはよしましょう。「大丈夫」ばかり言って、自分の過去にフタをする「大丈夫病」にかかっている人は、多いです。

「大丈夫」って言うのをやめて、自分の過去のイヤな思いや恥ずかしい体験に向き合ってみませんか。

そうすると、過去を見つめて、未来のために変わっていくことができます。

「知ってる病」に注意する

前項であげた「大丈夫病」がさらに厄介なのは、「知ってる病」という病も併発するということです。

いろんな本を読んでも、いろんな講演に行っても、いろんなセミナーに行っても「あ、知ってる」という人がいます。

「あ、それ知ってます」「あ、やったことあります」「あ、それって要は○○でしょ」と、いう「知ってる」を繰り返します。で、知ってるけど、やってない。あるいは、やってるけど、やれる部分だけやる。自己流に変えてしまう。

やれる部分しかやらないから、何も変わらない、というサイクルを回ります。くるくるくるくる回る。お金と時間と知り合いだけ増えていく。何も変わらない。

「知ってる」という本人は、それだけ知識も技術もあって、でもまだ、そこにいる、という病。これが「知ってる病」です。

そして、うまくいかないときは自分の考え方が正しくて、本やセミナーのほうを否定します。その人がうまくいかないのはその「知ってる病」にかかっているからなのに。

結果を変えたければ「つまらない」とか「あたりまえ」とか「それはおかしい」と感じたとしても自分の考え方のほうを否定してみることが必要なのです。だって「その」考え方でうまくいかないから、いろんなところを回っているのに。いくら新しいことを学んでも「その」考え方、「知ってる病」を変えないかぎり何も変わらないのです。

だから、本を読んだり、セミナーに参加される場合は、「よし、自分の価値観を変えてやろう」「よし、自分の正しいを疑ってやろう」と思いながら参加されるのが一番のモトを取る方法です。

「大丈夫病」「知ってる病」から抜け出して、大丈夫じゃない自分、何も知らない自分、そこに気づけたときに、人はグングン前に進むのでしょう。

「知ったこっちゃない」で開き直る

「あ、あの人ったら、またお客さんを怒らせちゃった」

「あ、あの人たち、またもめている」

「あ、彼がまた変なことを言って、上司を困らせている」

「あ、また彼女が空気を読まない態度で行動している」


このように、他人を気にする人がいます。

「私がなんとかしなくては」「僕のせいだ」と〝他人〟の問題に悩み、〝他人〟の機嫌を必死にとろうとする人です。

まわりを気にしてしまう人は、他人の問題でいつも自分をすりへらしてしまっています。こういう人は、一度「知ったこっちゃない」を試してみてください。

誰かが困ってても、「知ったこっちゃない」。
誰かに何か言われても、「知ったこっちゃない」。
冷たいと思われても、「知ったこっちゃない」。
わざわざ他人の問題を拾いにいかない。

「その問題は、私の問題ではありません」ということです。ドキドキしますね（笑）。
それは、周囲の評価が気になるからです。
でも、助けてあげたいな、と思ったら助けてあげてください。
優しくしてあげたいな、と思ったら、そうしてあげてください。
誰に、なんと言われようと。
「私がそうしたいと思ったから、そうした」
で、いかがでしょうか。

「息」を大切にすることは、「自らの心」を大切にすること

武道や、瞑想、座禅、スポーツなど集中力を要するものは、「呼吸」「息」というものをとても大事にします。

僕たち心理カウンセラーも、「呼吸」「息」というものにとても注意を払います。

「息」というのは「自らの心」と書きます。「息」を大切にするということは「自分の心」を大切にすることでもあるからです。

ためしに、一瞬でいいから、今、呼吸に意識を向けてみてください。

それだけで、すーっと心が落ち着いてきたりします。

緊張したり、あせったり、悩んでいるときは呼吸がとても浅く、速くなっています。

そんなときは、呼吸に意識を向けるだけで、心が落ち着くことがあります。

「タバコを吸うと、リラックスする」と喫煙者は言います。僕も以前はヘビースモーカ

ーでしたから、よくわかります。

それは、言い訳ではなくて、この呼吸に関連があります。

僕たちは、日常生活では「深呼吸」は意識しないとしません。でも、喫煙者は、1日何回も、タバコを吸うたびに深呼吸します。もちろん、ニコチンの効果などもあるのでしょうが、タバコのリラックス効果っていうのは、この「深呼吸効果」じゃないかと思うのです。

自分の身に、自分の周囲に、よくない出来事が起こったときは一度、深呼吸してみてください。

自分の「息」に、「自分の心」に意識を向けてみてください。

それだけで、何かが変わるかもしれませんね。一番カンタンな自己セラピーです。

■5章　まとめ■

◎自分の心を粗末に扱うと、まわりも自分の心を粗末に扱うようになってしまう。だから、まずは、自分が自分の心を丁寧に扱う。

◎本当につらいとき、苦しいときは、背中をさすってもらって、本音を吐いて、最後に笑う。

◎「大丈夫」と言って心に壁をつくらない。自分の過去にフタをしない。「知ってる」で他人の教えをしゃ断しない。成長を止めてしまう。

◎時には、誰に何を言われても「知ったこっちゃない」で開き直ってみる。

◎「息」に目に向けるのは、「自らの心」に目を向けること。つらいとき、苦しいときは、「息」に意識を向けるだけでも落ち着く。

6章

たった一言でも、すりへった心は満たされる

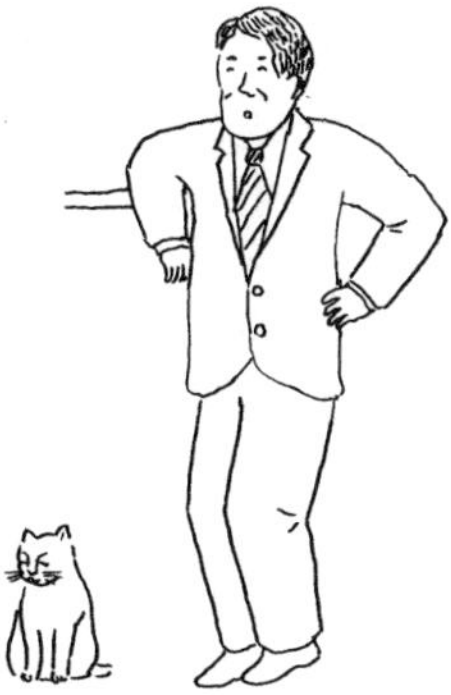

僕は、心理カウンセラーになって以来、メルマガを書いています。タイトルは、「たった一言！　あなたの性格は変えられる」。

このタイトルどおり、僕自身こうして本を出したり、そしてカウンセリングをやっていて感じるのが、「〝たった一言〟でも、その人の悩みや性格を変えることができる」ということです。

これはウソでも大げさな話でもなく、「たった一言」でも言葉には力があるということです。

本章では、そうした「たった一言」を中心に集めてみました。すりへらない心をつくるための言葉として、頭の隅にでも置いといていただけるとうれしいです。

「そうなんだ」で人を受け止める、許す

「大事な会議に部下が遅刻してきて許せない」

「無理難題ばかり言ったり、仕事を押しつける上司が許せない」

嫌いな人、苦手な人にかぎらなくても、上司や部下、同僚、取引先の人間、家族など、その人の「ある部分」が許せないってこと、よくあることだと思います。

人には、いいところも悪いところもあって、悪いところがあるのはしようがない。そうわかっていても、許せない。「許す」って、けっこう難しいですよね。

私も、これはずいぶん苦労しました。今はどうかというと、だいぶ許せるようになりました。それには、銀座まるかんの創業者・斎藤一人さんが教えてくれた一言がきっかけでした。まさに「たった一言」でした。

その一言とは……、

「そうだよね、わかるよ」

ってい う言葉です。

「そうだよね、わかるよ」とは、「あなたの言ってることがわかったよ」ということではありません。賛同してるわけじゃないんです。

「しようがない」「無理もない」というような意味合いです。

たとえば犯罪者が、刑事さんに「なんでこんなことやったんだ!」「いいかげん白状しろ!」って言われた場合、なかなか白状しません。犯罪を犯すような人は、親にも怒られていたし、先生にも怒られてきたんです。ずっと怒られてきたから、慣れてるんです。おまわりさんに怒られたくらいでは、びくともしません。

でも、そういうような犯罪者に対しても、

「そうだな、わかるよ、お前の言うこと。お前のような人生歩んできたら、そう言うのもしかたないよな」

「そうだな、わかるよ。お前、根っから悪いヤツじゃないもんな。俺も犯罪者をずっと見てきた人間だ。根っから悪いヤツかどうかぐらいわかるよ」

って、しみじみ話を聞くそうです。すると、犯罪者のほうも、「どうせ白状するなら、この人のほうがいいかな」と、なるんだよ、というお話を一人さんがしてくれたのです。

犯罪者ですら、そうなんです。ましてや犯罪を犯してない人間なんて、悪いなんて全然思っていません。というより、人は多かれ少なかれ「自分は正しい」と思いたい。そして、それをわかってほしくてがんばっています。

だから、僕はこういうとき、自分流にアレンジして「そうなんだ」「そう思うんだ」と一言言うようにしています。「しようがないよね」「無理もないよね」という意味です。

大事な会議に部下が遅刻してきても、「そうなんだ。前日、飲みすぎちゃうこともあるよな。働いていたら、いろいろあるもんな」という意味で、「そうなんだ」と一言言ってみる。

無理難題を言ったり、仕事を押しつけてくる上司にも、「そうですか。忙しいし、プレッシャーもあるし、つい、そうしちゃいますよね」という意味で、「そうですか」と一言言ってみる。

僕たちは、つい自分の価値観で、目の前の人や出来事を「よい」「悪い」でジャッジしてしまいます。

でも、**あの人も「そう」するには、「そう」する「事情」があるのです。みんな「よかれ」と思ってやってる。**

だから、それらを全部ひっくるめて「そうなんだ」と受け止めるのです。

あなたも、会社や家庭で、誰かの「許せない」と思う出来事にぶつかったとき、この「そうなんだ」を一言言ってみてください。

きっと、何かが変わるはずです。

自分を許せないときは、自分にも「そうなんだ」をあげる

前項で、「そうなんだ」が大事だとお話ししました。それを、今度は自分にやってほしい、それも一人さんが教えてくれました。

自分で自分が許せないときってありますよね。

同じようなミスを繰り返してしまったとき、大事なことなのにもたもたして先送りしていたら仕事が遅れ気味になってしまったとき、イライラして、それをつい相手にぶつけてしまったとき、「あー！　ダメだ‼」というとき、などなど。

こういうときは、自分にも「そうなんだ」と言ってみてください。

自分も完璧じゃないから、ついつい余分なことをしたり、よけいなことを考えて「俺はなんであんなことしちゃったのかなぁ」って頭を抱えてしまったときにでも、「そうなんだ。自分はそういうやつだもんね」と自分に言うんです。

「そうなんだ」「やっちゃったね」とよい悪いで裁かないで、まずは受け止めてみる。
「部下を怒らないようにしよう」と誓ったばかりなのに、つい怒ってしまったとき、「そうなんだ。どうしても許せなかったんだよな」って言うだけで、心がやわらかくなっていきます。

これは、ある意味、「開き直り」ともいえます。でもって、人生はこの「開き直り」が大事なんです。**「そうなんだ」って言って「開き直る」。閉じていた心を開くのです。**

苦しいとき、つらいとき、どうしようもなく落ち込んだとき、自分に「そうなんだ」って言って、心をパッと開く。ダメな自分を隠さないで、ちゃんとさらけだす。

「そうなんだ」

人にも自分にも、この一言をかけてみてください。

「そうなんだ、ダメだね」「で、次はがんばろう」と。

批判や非難には、「ほう、そうか」でかわす

仕事をしていると、「否定された！」「バカにされた！」「批判された！」、そう感じることもあると思います。

たとえば、読んだ本がおもしろかったとき、

「〇〇〇という本、読んだけど、あれは名著だね。本当に勉強になる」

とベタ褒めして同僚に話したのに、

「そうかな。よくよく考えると普通のことしか言ってないよね」

と返される。

よかれと思って、部下にアドバイスしたところ、

「私は、そのやり方では難しいと思ったので、ちょっと別の方法を考えます」

と言われたり。

「部長は、大雑把で人の気持ちがわかってないよな」

と愚痴ったところ、

「いやぁ、ああみえて繊細だし、見えてるところは見えてる人だからなぁ」

なんて、同調してもらえなかったり。

すると、「否定された！」「バカにされた！」「批判された！」と思いがちです。そして、怒ったり、落ち込んだり、悲しんだりします。

僕もそうでした。

でもね、それは、「あなたが勝手に否定された、と思ってるだけ」です。はい、いいですか。その人は、「自分の意見・自分の感想を言っただけ」なのです。その人は、「自分の正当性を主張しただけ」なのです。

それに対して　あなたが、悪いほうに「勝手に反応しただけ」なのです。

僕は長年これがわかりませんでした。そして必死に抵抗したり、反論したりしていました。でも、そんなことしたって、それは「自己正当化」「自己弁護」になるだけです。

だから、自分も普通に「意見」を言えばいいだけです。「私はこう思うよ」と、普通

に。

では、どうして他人の「意見」や「主張」を「非難」や「批判」と思って、勝手に怒ったり、傷つくのか、ということです。

それは、自分がその部分に劣等感をもっているからです。触れられたくない傷があるから、自信がないから、です。そう、自分の意見や主張に劣等感がある。

自分に自信のある人は、誰かに批判されても、それこそ「ほう、そうか」と、笑って聞き流します。

だから、「否定された！」「バカにされた！」「批判された！」と思ったとき、まずは、「ほう、そうか」とつぶやいてみてください。

怒る前に、傷つく前に、「ほう、そうか」。

「やってもいい」で「してはいけない」の呪縛をとく

僕は、下手くそですが、時々ゴルフをします。ゴルフのコースには、いろんな障害物があります。林があったり、草むらがあったり、砂場があったり、池があったり。

キャディさんが言います。

「右のほうだけは打たないでくださいね。ボールが見つからない林ですから」

「はい」と、右に打たないように左に向いて構えます。

「右に打たないように。右に打たないように。右に打たないように」

と心の中でつぶやきながら打ちます。

すると、なぜか右に行きます。あれだけ左向いたのに。

この論理と同じで、人は、「○○してはいけない」と思うほど、「○○してしまう」という傾向があるようです。

一方で、僕たちは、いろんな「○○してはいけない」をつくって生きています。

「頼りなくてはいけない」「怒ってはいけない」「あの親のようになってはいけない」「人に迷惑をかけてはいけない」「会社を倒産させてはいけない」「失敗してはいけない」……などなど。

こういうことを心の中でも言っていると、なぜか行ってはいけないほうに行きます。決してしてはいけないほうに行きます。あまのじゃくか。

だから、「行ってもいい」「やってもいい」と自分に言ってみてください。

「私は頼りなくてもいい」

「私は怒ってもいい」

「私は親のように生きてもいい」

「私は迷惑かけてもいい」

「私は会社を倒産させてもいい」

「私は幸せにならなくてもいい」

というように。

「いけない」は、何かを恐れている。それをやってしまうと、それを許してしまうと、何か怖いことが起こる、と思っている。

大丈夫。それは、ウソです。それは、思い込みです。何か怖いことが起こる、と教えられてきたから。それだけです。そう教えられてきたから、たまたまそんな場面ばかり見てきてしまった。

だって、それをやって楽しく生きてる人もいるのですから。

だから「私は○○してもいい」とつぶやくのです。

「私は、池に打ってもいい」

……………………ポチャ（泣）。


それでも、たまにはうまくいかないこともあります。それもまたよろしおすなぁ。

「ま、いっか」で執着を終着させる

人はどうしても許せないもの、どうしてもこだわってしまうものがあります。

また、自分の失敗や環境を呪ってしまったりしながらなかなか思うようにいかず、いろんなことを悲観してしまったり、被害者のように感じてしまいます。

でも、そんな悩みを一瞬で吹き飛ばす、魔法の言葉が存在するのです。

私はカウンセリングをしていて、「あぁこの人はもう大丈夫だな」と思える瞬間があるんです。それは、過去にこだわらなくなった、それは、思い込みがはずれた、それは、悩みが悩みでなくなった、それは、悩みが解決してしまった、そのときに、共通の言葉があることに気づいたのです。

その言葉とは何でしょうか。

その言葉とは、

「ま、いっか」

です。たった、これだけ、です。

「ま、いっか」は、あなたの執着を手放す、魔法の言葉です。

今現在、いろんなことで悩んでる人が、先にこの言葉「ま、いっか」を口グセにしたら、どうなると思いますか。

腹が立ったとき、あきらめきれないとき、失敗してしまったとき、悪いことが起こったとき、うつむいて、吐き出すように言ってもいいし、天を仰いで、大きく言い放ってもいい。

思ってなくてもいいから、とりあえず言ってみる。「ま、いっか」と、口に出してみてください。

大きな失敗にも、許されないミスにも、そうです。取り返しのつかないミスにも、はらわたが煮えくり返るような出来事にも、この世の終わりと思えるような絶望にも、いつもうまくいかない自分にも、「ま、いっか」。

100の出来事すべてに「ま、いっか」を言ってみる。

1回で「ま、いっか」と思えないときは、2回、3回と口に出して言ってみる。

さあ　もう1回言ってみてくださいね。

「ま、いっか」

とんでもない出来事がきたとき、目の前で起こったとき、小さく「ま、いっか」と言ってみてください。

それでも消えないとき、もう少し大きく「ま、いっか」。

それでも消えないとき、両膝に手を置いて、ゲロを吐くように、

「まーーいっかあああぁぁぁ」

と、全部吐き出してください。

もう一度「まぁいいかぁ」。

もう1つのパターンがあります。それは、上体をそらして、天に向かって伸びをするように「まーーいっかあああぁぁぁ」。

こっちのほうが、さらに前向きな「ま、いっか」かもしれません。

とりあえず「今は今で幸せ」と思ってみる

「成長したい」「性格を変えたい」「学びたい」ということで、学びの行動に出るとき、

「今がダメだから、変わりたいのか」

「今は今でいい。そしてさらに、成長したいのか」

その「考え方」によって、成果はまったく変わります。

たとえば、今いる場所、今の環境、職場、人間関係など現状に不満があるから、別の場所に行きたい、という人がいるとします。その人は「ここはダメだ」と考えているわけです。

つまり、「現状を否定している」わけです。

現状を否定して、別の環境に身をおいても、もしくは別の仕事を始めたとしても、すぐに不満が噴出します。それは「現状を否定する考えグセ」があるからです。

この「現状を否定する考えグセ」を持ち歩くと、どんなに素晴らしい職場や環境を与えられても、たちまちアラ探しを始めてしまうからです。

逆に、同じ職場でも、同じ環境でも機嫌よく暮らしている人はいるわけです。

その人は、「現状を肯定する考えグセ」があるのでしょう。

どんな状況でも、どんな条件でも、現状を肯定する。すると、今の場所でも幸せだし、次の場所でも幸せ。ずっと幸せでいられます。

だから、「現状を否定する考えグセ」をもっていると、いつも「悪口を言われてる」「嫌われている」「笑われてる」「バカにされてる」「責められてる」「ひどいことをされる」「価値がない」「役に立たない」と、自分が不幸であることの証拠集めをしてしまいます。

一方、「現状を肯定する考えグセ」があって、自分が幸せだ、恵まれていると思っている人は、「優しくされる」「好かれている」「応援されている」「助けられている」という証拠がいっぱい「目に入ります」。

そう、「何を思っているか」によって「目に見えるものが違う」ということです。

自分が嫌われてると思っている人は、まわりにいる100人のうち、98人が応援してくれていても、そこには気づきません。応援してくれない人が2人いるという現実をにらみ続けています。自分が幸せだと思っている人は、98人に感謝しまくっています。

ということは……**自分が「今も幸せ」と「思ってみればいい」ということです。**

「私って幸せ」「今は今で幸せ」。

そう「思ってみる」。これは、ノーリスクです。

とりあえずでいいから、「現状を肯定する考えグセ」をつけるのです。

すると、不思議なことに「あれ、私って案外幸せかも」っていう証拠が集まり始めます。だまされたと思って、試してみてくださいね。

「現状を考えると、とてもそうは思えないです……」と言う人は、考え方が逆なんです。今思えないのは、幸せとは思えない経験をしてきたからだと思うんですが、実は、幸せとは思えない経験をしてきたのは「幸せでない」と考えるクセをもっていたから、ともいえるのです。つまり「私は幸せでない」と考えていると、その「幸せでない」と思える証拠ばかりを集めるんです。最初に「私は幸せではない」という「考え方ありき」だったりするんです。「思考が先で現実が後」なのです。

だから、今、無理やりにでも「私って幸せ」「今は今で幸せ」って「思ってみて」ください。そこが「始まり」です。

すると、「幸せ」「恵まれてる」の証拠（現実）集めをするようになります。

「思ってみる」って、実はとっても大事なのです。

ただ、人によっては、「私は幸せ」となかなか思えないときもあるでしょう。そんなときは「かも」を使ってみてください。

「私って幸せ、かも」

「今は今で幸せ、かも」

「実は恵まれてる、かも」

つまり「今が不幸なんだ」ということを「疑ってみる」。

そして、「自分は幸せかも」って思ってみる。

■6章　まとめ■

◎相手の言葉を、まずは「そうなんだ」で受け止める。「しようがない」「無理もない」という意味で。自分を許せないときは自分にも「そうなんだ」と言う。

◎批判されたり、非難されたときは、怒ったり、傷つく前に、「ほう、そうか」とつぶやいてみる。

◎大きな失敗、悩み、腹の立つこと、どうしても許せないこと、この世の終わりのような絶望にも「ま、いっか」と言ってみる。

◎「やってもいい」と自分で自分に許可してあげる。

◎「今は今で幸せ」とつぶやくことで、現状をまずは肯定する。すると幸せを探す習慣がつく。

7章

心をすりへらさないで生きるために大切なこと

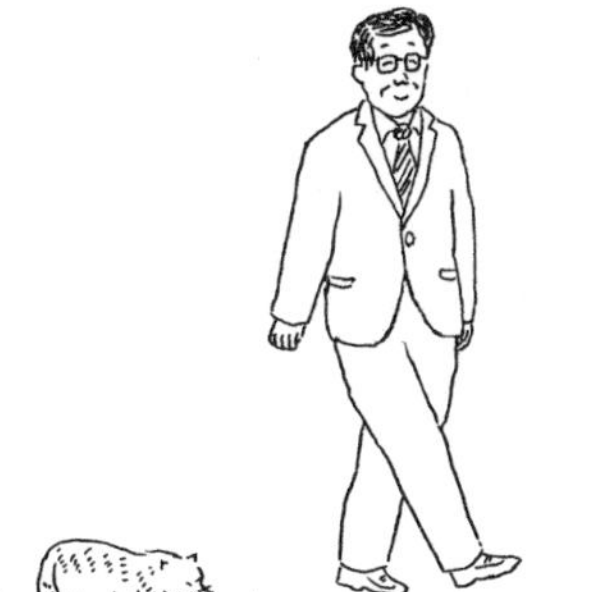

「すりへらない心」をつくるための習慣はいかがでしたか。

生きていれば、多少、つらいことや突発的な悪い状況に、心がすりへってしまうことはあるでしょう。

けれども、それに気づいて心を満たしてあげてください。そうすれば、心はすりへったままにならずに、また元のように戻っていきます。心がすりへらないように、毎日ちょっとしたことに気を配るだけで、心は満たされていくのです。

自分の声を聞き、自分を大切にし、自分の中にちゃんとした自信を育てる。

本章は、そのためにできることを書いてみました。

「正解」にこだわらない

僕の大切な知人に、書道家の武田双雲《そううん》さんという方がいます。ものすごい仕事をしていて、たくさんのいい作品を残している方です。

双雲さんが、ある日、テレビ番組で、僕の本『人間関係が「しんどい！」と思ったら読む本』（中経出版）をおすすめの本として紹介してくれました。

その本の中でも、彼が心に残ったという一節があります。それは、『『正解はどれか』にこだわらない」という項目の中にあります。

人生には山ほどの選択肢があります。

選択肢を前にして、

「どっちが正解なんだろう」

と、悩む場面がたくさん存在します。

（中略）どれが正解だったなんて、全然わかりません。

百個ある答えのうち、正解が一個だなんてことはありませんよね。

だったら「正解はどれか」なんてことにこだわっていてはもったいない。

こういった一節でした。この「正解はどれかにこだわらない」ということは、「すりへらない心」をつくるのに、とても大切です。**というのも、心がすりへりやすい人は、「正解」「どれが正しいか」「何が間違っているか」にこだわってしまいます。**過去のことを悔いたりしがちです。

「部下にあんな風に怒るべきじゃなかったたか」

「上司にもっと、ガツンとはむかってやればよかった」

「あの子、いいとこだけもっていって。私も彼女のようになればいいのかな」

などと、自分の行動を後悔したり、いろんな選択肢の中で揺れ動いているのです。

「こうしたい」「好き」という自分の気持ちよりも「正しい」「まわりが認めてくれるこ

と」など他人がくれる正解にこだわっているのです。

だから、そんなあなた自身に、「あれもあなたの一部だね」「あのときはそうしたかったもんね」「それしかできなかったよね」「だって怖かったもんね」と言ってあげてください。

過去を振り返って「ああすればよかった」「こうすればよかった」と思い悩んだり、後悔したら、次に、「疲れた」「しんどい」と思う自分を、許してあげてください。

そのためにもまず「あ〜怖かった」「あ〜できなかった」とダメだった自分を受け止めてみてください。

「正解にこだわらない」「正解にふりまわされた過去の自分も許してあげる」。心がすりへらないために大切な習慣です。

否定も肯定もしなくていい。ただ、認める

ものごとがうまく運んでいないとき、「どうして思いどおりにいかないの」と目の前の現実を否定します。人間関係がうまくいかないときは、「どうして思うとおりに動いてくれないの」と相手を否定します。

「否定する」ということは「自分が正しい」「自分のほうがマシ」と考えているからです。

「あなたは間違ってる」でも「私は正しい」。

「私は正しい」でも「あなたは間違っている」。

これが、問題を引き起こします。すべての争いごとは、このようにして起こり始めます。要するに「考え方」「ものの見方」の違いです。

だから、イヤなことがあったり、人間関係がうまくいかないとき、相手や現実を否定

するのをやめてみてください。まず、認めてください。

でも、うまくいってないんですから、考え方が違うんですから、「認めます」とは素直に言えないですよね。でも、言わなくてもいいんです。

「認める」という字は「言」と「忍」と書いてあります。「言うことを忍ぶ」のです。つまり「言わない」でもいい。「認めてるよ」ってわざわざ言わなくていい。そう、わざわざ、無理に肯定しなくても、いい。

ただ、そこに、いる。

ただ、そこに、ある。

それを、何も言わずに、見るだけでいい。

「そうなんだ」です。

交流分析という心理学の考え方に「ストローク」というものがあります。平たく言えば、「他人との交流」です。野球のキャッチボールのように、他人との交流を通じて、他人から見てもらったり、話を聞いてもらったり、声をかけてもらったり、触れられたりすることで、人は自分の存在を確認します。

ということは、それをされないときに人は、存在を否定されているように感じるのです。「見てもらえない」「聞いてもらえない」「声をかけてもらえない」「触れてもらえない」。つまり「無視」が一番つらい。

家族間においても、友人関係においても。「肯定」できないことはたくさんあります。特に自分が嫌っているものは、なかなか肯定できません。

でも「無視しない」。それだけでいい。

何も言わなくていい。「ただ、見る」「言葉を忍んで見る」。

褒め（肯定）なくてもいい。ただ、見るだけでもいい。

「肯定しなくていい」「好きにならなくていい」「変えようとしなくていい」

「ただ、そこに、ある」と、存在を確認する。それだけでも「認める」になるのです。

ただ、見留《みと》める。

「できたこと」を数えてみる

僕がセミナーでお話しする、「自分を好きになる」「自分を認める」方法の一部を紹介します。それが、「昨日、あなたが［できたこと］は、なんですか」と自分に質問する方法です。

自分に自信がない人、自分のことが嫌いな人はこう言います。「なんにもできなかった」って。そうですね、そう思ってしまいますよね。でも、ちょっと考えてみてください。

これを読んでいる時点、そう、今この時点で、昨日のことを思い出してください。

「あなたは昨日、朝、起きましたか？」

「仕事しましたか？」

「何か本を読みましたか？」

「ごはん、食べましたか?」
「笑いましたか?」
「1日を生きましたか?」
右の質問、1つでも「はい」がありましたでしょうか。ありましたよね。それ、あなたが「できたこと」なんです。**何気ない日常です。でも、実はその中にも「できたこと」がいっぱいあります。**

「できていないこと」だと思っていたものの中に、実は「できたこと」がいっぱい眠っているんです。

自分をすりへらしながら、一生懸命生きている人の中には、「なんにもできなかった」といって自信喪失している人もいます。そういうときは「できたこと」を数える。何気ない日常の中の「できたこと」を数えるのです。

それだけでも、ちょっとずつ満たされていくはずです。

「これ、やろう」でやってみる

心が疲れていると、すさんでいると、ついつい新しいことや、自分とは違うこと、異質なものをはねのけてしまいます。あるいは、身にならないことや損することを避けようとします。

セミナーや講演会へ行っても、「今回は、得るものがなかったな～」「行って損した」という人が少なからずいます。でもね、**今まで受けた「学びが少ないと思った」ものも否定しないことです。これを否定し続けると、変われません。成長できません。**

僕自身、自分で学びを始めたときからずっとやっていることがあります。それは、学んだ本・セミナー・教材の中から「これやろう」という項目を取り出して、「やることリスト」に入れることでした。それをセミナー中に書き出してしまう。

たとえば――、

・扇風機を買う
・目標を考える時間をとる
・新しい通帳を作る
・○○さんに相談メールする
・○○さんの紹介をする
・ショートストーリーの無料レポートを作る

これはすべて、本やセミナー・教材から学んだことの中から「やろう」と思った考え方、アイデア、習慣です。これを「To Do」リストにしておくのです。

そして、やり終えたり、習慣になったらリストから消します。最終的には、全部消します。このクセは、以前に仕事を抱えすぎて、わけがわからなくなった中で編み出した僕のやり方です。

本もセミナーも教材も含め、自分の過去、選んだ行動、教育、環境……それらを否定しないことがとても大事です。どんな経験でも、自分の経験です。学びがない、損だなんて、否定しないでください。

たしかに世の中には、いろんな手法や考え方、アイデア、習慣があります。受け入れることができないことも多いと思います。許せないことも多いと思います。イヤなことも多いと思います。でも、否定だけしないで。

あ、「否定しないで」というのは否定語ですね。反対だと「受け入れる」ですもんね、それができないですもんね。

だから「否定しない」。

もしくは「特別に受け止める」。

あるいは、その出来事のあとに「ま、いっか。おかげで……」とくっつけてみる。

そんな感じでいかがでしょうか。

自分が太陽になれば世界が光って見える

太陽は、自分が光り輝くから、太陽から見れば、月を見ても、火星を見ても、金星を見ても、土星を見ても、どの星を見たとしても「光しか見えない」んだなぁとこの間ふと思いました。

これって、人にもいえるんじゃないでしょうか。**つまり自分が光り輝くと、自分のまわりはすべて輝いて見える。**

火星や木星のように、自分が輝いていない星は、太陽の光を受けることでしか輝けないように、誰かから光をもらうことでしか輝けない。

では、どうしたら、太陽のように自分が光り輝くことができるのでしょうか。

僕は、自分が光り輝くための一番大きな要素、それは「素直であること」だと思っています。

「素直」とは、ひねくれていない、すねてない、いじけてない、卑下していないということです。きちんと意地を張らずに受け止めることができる人です。

僕は、この根っから輝いている人のことを「ポジティ部」と呼んでいます。

反対に、ひねくれて、すねて、いじけて、卑下している人を「ネガティ部」と呼んでいます。はい、僕のことだったりします。

すねてる人は、それが、子どものころからのクセであり、「かまってもらうための戦略」だったりします。でも、その戦略がなかなか通じないから、もっとすねてみたり……。それを繰り返してきた。

「もっとすねる」ために、自分を悲劇的な状況にどんどん追い込んでいきます。

そして「べき」という「正しさ」で自分を守り続ける。

「べき」は、自分の「法律」です。「べき」をやぶる人、自分の法律をやぶる人と闘い続けてしまう。時には、自分のルールを自分がやぶると、自分とも闘ったりして……。

「べき」の裏側には「期待」があります。人は、期待を裏切られると悲しくなったり怒ったりするんですよね。勝手に期待して、勝手に裏切られたのだとしても。

でもね、そんなことしているうちに、すねることが習慣になってしまうんです。すると、人生がこじれだします。

だから、「すねる」戦略を手放して、素直になってしまうことが大事なんです。素直になることで、輝く自分になれて、自分のまわりも同時に輝きだします。ポジティ部に入部可能になるんです。

今、ネガティ部にいるとしても、ポジティ部にはいつでも入部可能です。

今、苦しい思いをしている人、疲れきってへとへとになっている人、まずは、「すねる」ことをやめて「素直」になってみませんか。

それだけで、まわりがだんだん光り輝いてくるはずですよ。

素直になるってわからない？

ちゃんと「イヤだ」って言うこと。

ちゃんと「したい」「して」って言うことですかね。

「自信」なんてなくていい

「自信がないからできない」そう思って、変化をためらう人がいます。やってみることを怖がる人がいます。でもね、**自信があるからやるんじゃないんです。やってみて、できたから自信が少しずつついてくる。自分の可能性を信じられるようになるんです。**

ということは、まずやっぱり「やってみる」ということが大切だなぁと思うのです。

「失敗してみる」「ダメでもともと」「損してみる」「怒られてみる」という気持ち。

でも、こう書くと必ず言われます。

「やってみて、うまくいかないのが続いたから自信がなくなったんです」

そうかもしれません。

そしてきっと「うまくいかない」の基準が厳しいのでしょう。

きっと「うまくいってる」のに、満足していないだけなんでしょう。

きっと「うまくいってる」こともあるのに「失敗」ばかり数えてるのでしょう。

「もっともっと」って言われてきたのかもしれない。「やればできる」って言われてきたのかもしれない。

それに応えて「もっと期待に応えよう」と思ったのかもしれない。

それでうまくいかなかったのだとしたら、今は「止まる」ときかもしれません。「やめる」ときかもしれません。

「がんばり」を、「完璧」を、「ちゃんと」を、「期待」を。

だから、やってみなくてもいい。「自信」なんて、なくてもいい。

そんなときは、「おかげさま」「させていただく」「助けてもらった」「ありがたい」と
ただ、感謝する。

最後は、「他の力」への感謝。「自分でやる」のをやめて、「他の力」に、ただ感謝。

すりへらないために大切なたった1つのこと

心がすりへらないために一番大切なことがあります。
それが「ちゃんと言う」ということです。

心がすりへるときは、「したいことをしていない」「したくないことをしている」ときだという お話をしましたが、これは言い換えると「言いたいことを言っていない」「言いたくないことを言っている」とき、ということにもなります。

「本当は、やりたくない」「本当は、言いたくない」「本当は、好き」という、「本当は〜」のあとに続く、正直な気持ち。

「助けてほしい」「手伝ってほしい」「認めてほしい」という「〜ほしい」で言うことができる自分の素直な欲求。

「おもしろくないって言いたい」「誘いたい」「これ食べたい」という「〜したい」で言

うことができる自分のありのままの願望。

あなたが毎日飲み込んでる言葉は、どのぐらいあるのでしょうか。

言葉を飲み込むたび「我慢」が発生します。

「ストレス＝我慢＝言いたいことを言ってない」なのです。

それが、心をすりへらす。

僕も今までずっといろんなことを我慢していました。イヤなときでもいつもニコニコして、遊びたくても我慢して、イヤな仕事も我慢して引き受けて、言いたくないことも言わされて、ずっと自分にウソをついていました。その結果、心がすりへってしまった。

たとえ嫌われても、たとえ怒られても、たとえバカにされても、「ちゃんと言う」ことが大事なんです。

「ちゃんと言う勇気」、**それだけが、人生を変えていくのです。**

「してほしい」「しないでほしい」「したい」「したくない」と、ちゃんと、言おう。ちゃんと、もめよう。

それが「自分らしさ」です。

自分らしさを出したとき、人は初めて認めてくれるのです。

自分らしさを出したとき、人は初めて自由に魅力的になれるのです。

自分らしさを出したとき、人は初めて自分が受け入れられていたことに気づけるのです。

努力が報われなかったのは、我慢して言いたいことを言っていなかったから。したいことをしていなかったから。したくないことをしていたから。それだけなのです。

そう、自分が自分にウソをついて、自分がありのままの自分を認めていなかったから、誰も自分のことを認めてくれなかった。

ちゃんと言う、ってとても勇気がいること。

ちゃんと言う、ってとても避けてきたこと。

ちゃんと言うと、世界が変わる。

■7章　まとめ■

◎他人がくれる正解に振り回されない。どれが正解だったか、なんてことにこだわらない。

◎他人も目の前の現実も、否定しない。ただ、黙って認めるだけでいい。見留める。

◎何気ない日常の中での「できたこと」を数えることが、心を満たしていく。

◎「すねる」自分を手放して、素直になってしまうことが大事。

◎言いたいことを言っていないから心がすりへる。自分の思いを「ちゃんと言う」ことが大事。それが人生を動かしていく。

おわりに

心がすりへったときは、すりへっているから、心がやせ細って力が出ません。

まるでカツオ節のように、自分の身を削って自分以外の人のためにがんばってきた。

そしてその分、心がやせ細ってしまった。

心がすりへらない人は、人のためにもがんばるし、自分のためにもがんばっています。

自分の好きなことに時間を割き、そのためには多少人に迷惑をかけたりすることがあっても、「自分」を大事にします。

「わがまま」。そう言われるかもしれません。でも、実は心がすりへっている人は、そんな「わがままな人」の言うことを聞いてしまっているから、そういう人に支配されてしまっているから、すりへるんです。

「じゃあ、私はそんな人になるなら、やっぱりわがままはしたくない」というのも1つの選択です。

それを美学として生きることが「本当にしたいこと」という人もきっといると思うのです。そして、それが自信となっていけばきっとすりへることもないでしょう。

でも「もう、わがままな人に振り回されるのはイヤ」という人は、ぜひ自分が「わがまま」をやってみてください。人生が変わります。

もちろん最初はとっても怖い。だって、何十年も「わがままを言ってはいけない」「人に迷惑をかけてはいけない」という法律に縛られてきたのですから。でも、そのおかげで体中に、我慢を溜めて、体を痛めて、元気が出ないなら、転換しましょう。

実は、自分がわがままを言うと、たしかにまわりの人に迷惑をかけたり、無理を強いたりすることがたくさん出てきます。

すると、人はどうなるかと言えば、「謙虚」になるのです。

「あれ?」。ということは、いつも我慢している人は、実は、心の中がどんどん「傲慢」になっていくのです。

どういうことかというと、いつも我慢している人はまわりに「のに」という「貸し」をいっぱいしているという感覚があるのです。だから、いつか返してもらおうと思っている。だから、まわりが「返してくれるかどうか」をチェックしていたりします。

そして、こっちが「貸し」たのに返してくれない人に、心の中でイライラや不満を抱いていていたりする。当然「利子」がつくので、貸したもの以上に返ってこないと、また不満になります。そしてどんどん「傲慢」になる。

ところが勇気を出して迷惑をかけると、まわりに「借り」がたくさんできるのです。たくさんたくさんできる。助けてもらったり、応援してもらったり、我慢してもらったり、という「借り」が山ほどできる。

で、こちらにも「利子」がつくので、何かあるときには、自然に人を助けたくなったり、応援したくなったり、褒めたくなったり、優しくなったりする。してもらったこと以上のことを謙虚に感謝して返していくので、そうされた人がまた助けてくれる。するとまた返したくなる。という幸せの循環がそこに生まれるのが「わがままに生きる」ということなのです。

最後に、もう一度言いますね。

心がすりへらない生き方、とは、「ちゃんと言う」「ちゃんとしたいことをする」「ちゃんと断る」「ちゃんとしたくないことをやめる」ということです。

そんなわがままに生きること。

それが自分らしく生きること。

それが自分を大切にするということ。

それが愛され助けられて生きること。

それが愛し助け合いながら共に生きる、分かち合いの生き方なのです。

２０１２年　６月

心屋　仁之助

心屋仁之助　こころや・じんのすけ
1964年兵庫県出身。性格リフォーム心理カウンセラー。大学卒業後、大手物流企業に就職、現場営業を経て営業企画部門の管理職となる。19年間勤めた後、自身の問題解決を通じて心理療法に出合い、心理カウンセラーとして起業。著書に『性格は捨てられる』『人間関係が「しんどい！」と思ったら読む本』（ともに中経出版）など多数。

朝日新書
359

すりへらない心《こころ》をつくるシンプルな習慣《しゅうかん》

2012年7月30日第1刷発行
2013年12月30日第14刷発行

著　者　心屋仁之助

発行者　市川裕一
カバーデザイン　アンスガー・フォルマー　田嶋佳子
印刷所　凸版印刷株式会社
発行所　朝日新聞出版
〒104-8011　東京都中央区築地5-3-2
電話　03-5541-8832（編集）
　　　03-5540-7793（販売）

Published in Japan by Asahi Shimbun Publications Inc.
ISBN 978-4-02-273459-4
定価はカバーに表示してあります。

朝日新書

誰も語らなかった
知って感じるフィギュアスケート観戦術
荒川静香

フィギュアスケートをもっと深く、面白く観るために知っておきたい知識を、著者ならではの視点で紹介する観戦ガイド。変わっていく採点方式の見方、五輪出場予定選手の戦力分析、振付家、コーチの個性に至るまで、わかりやすく解説します。

応援する力
松岡修造

「応援」は、される人だけではなく、「する」側も幸せにする！著者が実際に体験した応援が起こす「奇跡」から、アスリートを応援することで得た「力」、毎日が活き活きする「応援力の使い方」まで。人生がぐっと楽しくなる一冊。

フード左翼とフード右翼
食で分断される日本人
速水健朗

今、日本人は食を巡って大きく二つに分かれている。食の安全のためにお金を使うことを厭わない人々と、安全よりも安さと量を重視する人々。食べ物を通して歴史や社会を読み解きながら、日本人の新たな政治意識を導き出す。

アナウンサーが教える
愛される話し方
吉川美代子

TBSのカリスマ女性アナウンサーから話し方や伝える方法を学ぶ。スピーチやプレゼンテーションなどでの効果的な話し方のノウハウを身につければ、コミュニケーション能力が高まること請け合い。タレント化する「女子アナ」の問題にも触れる。

おつまみワイン100本勝負
山本昭彦

「100本勝負」第2弾。難しく考えがちなワインをもっと気軽に、普段の食事と一緒に楽しんでほしいと著者。春のタケノコ煮物、夏のカレー、秋の栗ご飯、冬の生ガキ等、旬のおかずや手軽なおつまみ計100品に合うお値打ちワインを紹介する。

数学的決断の技術
小島寛之

人生は決断の連続だ。ギャンブルからはじまって自らの進路を決める、重要なプロジェクトを進める、投資の意志決定……。本書ではこうした数々の選択を数学的手法をもとに合理的に判断する方法を伝授する。数式が苦手な文系でも大丈夫！